DE LA

PROPRIÉTÉ ANESTHÉSIQUE

DES VAPEURS

D'ÉTHER SULFURIQUE

DE L'IMPRIMERIE DE CRAPELET
RUE DE VAUGIRARD, 9

DE LA

PROPRIÉTÉ ANESTHÉSIQUE

DES VAPEURS

D'ÉTHER SULFURIQUE

ET

DE LEUR APPLICATION DANS LES OPÉRATIONS CHIRURGICALES DANS LE BUT DE NEUTRALISER LA DOULEUR

PAR **M. JACKSON**, DE BOSTON

APPRÉCIATION DE CETTE DÉCOUVERTE

AUX POINTS DE VUE

HISTORIQUE, EXPÉRIMENTAL, PHYSIOLOGIQUE, PSYCHOLOGIQUE ET PHILOSOPHIQUE

PAR **F.** ET **D. A.** MÉDECINS

« Felix qui potuit vivos mulcere dolores. »
Ovide.

« La douleur est le signe du faux, le caractère des choses subversives ; elle affecte les êtres égarés, séparés de l'ordre universel, séparés de Dieu. Tout être fuit la souffrance et gravite vers la jouissance : c'est la loi universelle. » Un Socialiste.

Prix : 2 fr. 50 c.

PARIS

LOUIS LECLERC, LIBRAIRE

RUE DE L'ÉCOLE-DE-MÉDECINE, 12

1847

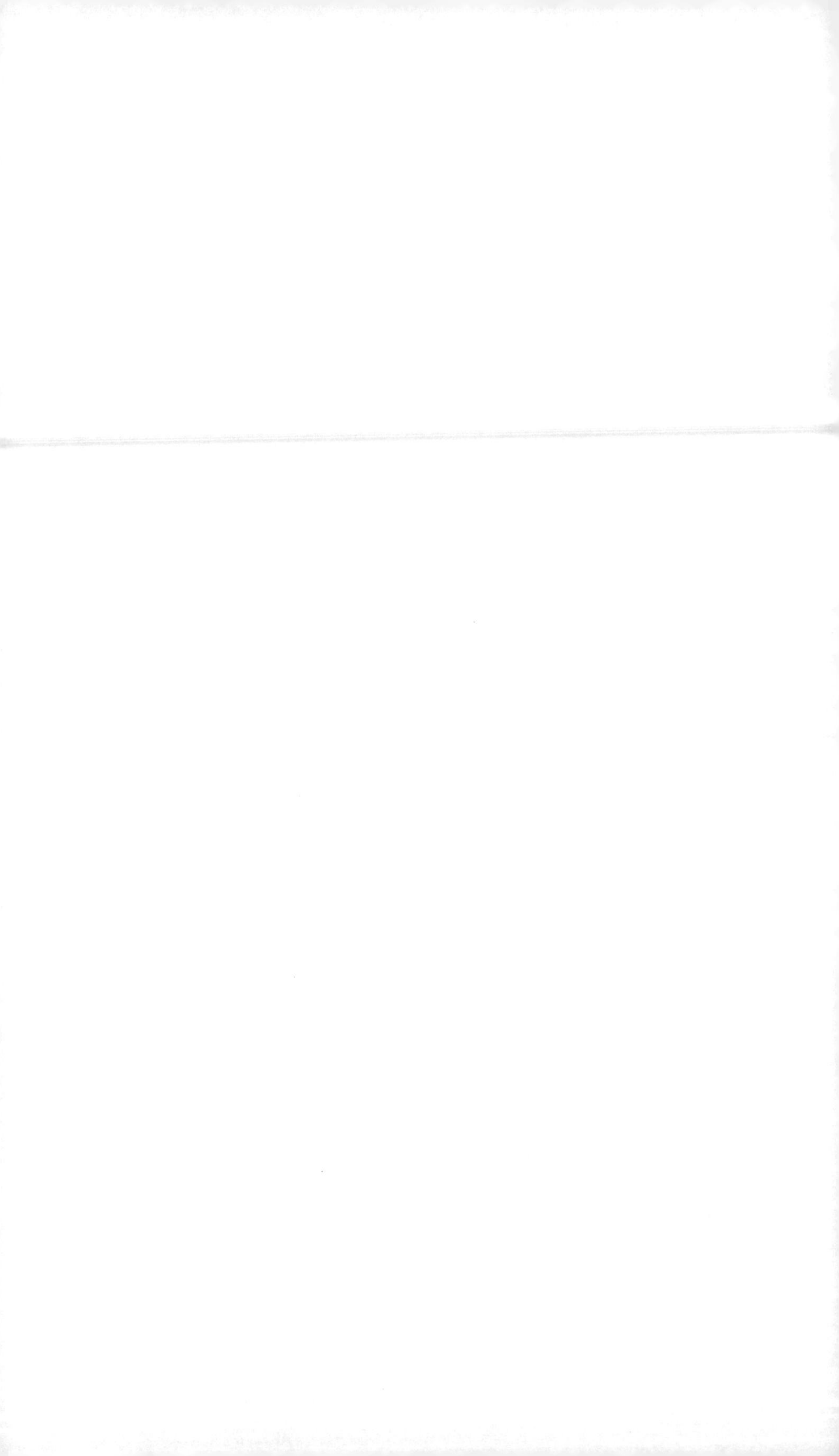

SOMMAIRE.

L'homme n'est pas fait pour souffrir. — Problème de l'insensibilité. — Opium. — Compression. — Ivresse. — Magnétisme. — Gaz. — Progrès du XIXe siècle. — M. Jackson. — L'éther, son avénement en France. — Les académies. — Socrate. — Le Christ. — Galilée. — Christophe Colomb. — Harvey. — Jenner. — Circonspection de nos chirurgiens. — M. Magendie, M. Désirabode, les feuilletonnistes. — L'éther, sa composition, ses propriétés chimiques, physiques, thérapeutiques, toxicologiques. — Expériences sur les animaux : MM. Flourens, Gruby, Amussat, Longet. — Sur l'homme; MM. Gerdy, J. Moreau, les médecins allemands. — Appareils. — Éthérification. — L'éthérisation, ses effets, sa nature. — Cinq catégories. — Opinions des physiologistes. — Notre opinion. — La douleur. — Le moi. — Preuves psychologiques. — La protubérance annulaire, ses trois rôles. — Unité de l'esprit, multiplicité de la matière. — Privilége de l'âme. — Le sommeil. — La mémoire. — Les mouvements et les cris ne sont pas les signes essentiels de la douleur. — Le témoignage de la conscience. — Abolition de la volonté. — Les rêves éthérés. — Idée d'un élève de M. Velpeau. — Deux espèces de mouvements. — Pouvoir réflexe. — Prochaska. — La sensibilité et l'irritabilité. — Legallois, Lallemand, Marshall-Hall, Muller. —

DE LA

PROPRIÉTÉ ANESTHÉSIQUE

DES VAPEURS

D'ÉTHER SULFURIQUE.

> « Felix qui potuit vivos mulcere dolores. »
> Ovide.

> « La douleur est le signe du faux; le caractère des choses subversives; elle affecte les êtres égarés, séparés de l'ordre universel, séparés de Dieu. Tout être fuit la souffrance et gravite vers la jouissance : c'est la loi universelle. »
> Un Socialiste.

Ces belles paroles que nous avons choisies pour servir d'épigraphe à cet opuscule, et dont le sens profond est si bien en harmonie avec les véritables destinées de l'humanité, et les vues bienveillantes du Créateur, viennent de recevoir une nouvelle consécration dans la magnifique découverte dont nous allons entretenir nos lecteurs.

Dieu, qui est la bonté infinie, n'a pas pu, quoi qu'en disent les faux moralistes, vouloir que l'homme, sa plus noble créature, fût destiné à la souffrance. S'il a permis qu'il fût susceptible d'éprouver la douleur, c'est que, dans son admirable prévoyance, il a voulu le mettre en garde, le prémunir contre les dangers qui l'entourent; c'est qu'il a voulu que cette vigilante propriété de la sensibilité servît à l'homme de sentinelle avancée contre les causes de destruction qui le menacent.

Depuis quelques mois, le monde savant s'est ému à l'importante communication qui lui est parvenue d'Amérique, et qui intéresse à un si haut point toutes les classes de la société. Nous voulons parler de l'application des vapeurs d'éther sulfurique aux opérations chirurgicales, dans le but d'éviter aux malades les angoisses de la douleur, en engourdissant la sensibilité.

L'homme, à cause des infirmités auxquelles il est exposé, a, de tout temps, été soumis aux nécessités des opérations chirurgicales; et la douleur, cette sensation physiologique, manifestée à la suite de toute impression pénible, en était la conséquence première et inévitable; en un mot tout opéré devait souffrir; c'était la loi!

Il y avait donc à résoudre un grand problème, un problème d'humanité; c'était de trouver les moyens d'atténuer l'effet de la douleur; ou mieux encore, de l'empêcher de se produire.

Ce but éminemment philanthropique, des esprits bien intentionnés avaient déjà tenté maintes fois de l'atteindre; mais le succès était loin d'avoir répondu à leurs louables efforts, et l'humanité languissait toujours dans l'attente! C'est ainsi qu'on vit les chirurgiens avoir successivement recours, soit à l'emploi des narcotiques, soit à celui de la compression circulaire, soit à l'ivresse alcoolique, soit aux prétendues merveilles du magnétisme animal, soit enfin aux inspirations gazeuses de différentes natures.

L'opium, connu dès la plus haute antiquité, employé par Hippocrate et les médecins grecs, plus tard par Dioscoride, Galien, Ætius, préconisé surtout par les médecins arabes, et que Van-Helmont, dans son enthousiasme, appelait : *Le don spécifique du Créateur*; l'opium a de tout temps été regardé, avec raison, comme le narcotique par excellence; mais les influences si diverses qu'il exerce en particulier sur l'appareil cérébro-spinal, les difficultés inévitables dans la mesure de son administration, la lenteur dans la production de ses effets, leur persistance exagérée, les accidents enfin auxquels il expose, toutes ces considérations ont dû conduire les praticiens à le conserver comme sédatif souvent utile et bienfaisant; mais à l'abandonner comme agent prophylactique de la douleur.

La compression circulaire, sans jouir des avantages de l'opium, présentait des inconvénients encore plus grands; car, à la douleur qu'on cherchait vainement à prévenir et que, tout au plus, on atténuait bien imparfaitement, venait s'adjoindre une nouvelle douleur, résultat immédiat de cette compression mécanique elle-même; la barbarie de ce moyen devait d'ailleurs en proscrire naturellement l'emploi.

L'ivresse alcoolique pouvait-elle procurer des résultats plus satisfaisants? Sans doute on avait depuis longtemps observé que les individus ivre-morts paraissaient insensibles aux coups, aux chutes, aux blessures; quelques opérations indispensables avaient même été pratiquées sur eux en cet état; et, M. Blandin, entre autres, a cité à l'Académie de médecine (séance du 2 février), le cas d'une amputation de cuisse, qu'il se vit dans la nécessité de pratiquer, il y a plusieurs années, à l'hospice Beaujon, dont il était alors chirurgien, chez un homme ivre-mort qui n'éprouva aucune douleur; et qui après que se furent dissipées les fumées du vin, témoigna une grande surprise en même temps qu'un grand regret d'avoir perdu sa cuisse. Mais, les reproches adressés à l'opium, l'ivresse les mérite tous; et, de plus, l'état longtemps prolongé d'imbécillité dans lequel elle plonge, l'abrutissement et la dégradation qu'elle entraîne après elle, le dégoût qu'elle inspire, tous ces motifs devaient la faire exclure du domaine de la science et de la pratique d'une saine chirurgie.

Le magnétisme animal eut la prétention d'atteindre, mieux que les moyens précédents, le but désiré. On sait l'enthousiasme qu'il excita, lorsqu'en 1778, Mesmer vint à Paris tenter, pour la première fois, la guérison des maladies par l'application de son prétendu fluide. Qui ne connaît le merveilleux auquel il eut recours, et tout le prestigieux cortége de ses appareils? Qui n'a entendu parler du baquet magnétique, de la baguette de métal, des tiges d'acier recourbées, de la chaîne de communication, de l'imposition des mains, de la multiplicité des passes, et de toute cette série enfin de moyens fantastiques plus ou moins propres à frapper l'imagination, à surexciter la susceptibilité nerveuse de l'encéphale, et à provoquer ainsi, par la fascination, toutes sortes d'aberrations vitales et intellectuelles?

Les maux de l'humanité devaient s'évanouir comme par enchantement; les femmes même devaient enfanter sans douleur, et les souffrances des opérations chirurgicales devaient disparaître sous le charme de sa magique influence. De nombreux essais furent tentés dans cette intention; la renommée parla même de deux ou trois d'entre eux que le succès aurait couronnés; mais ces faits demeurèrent tellement douteux et isolés, que les esprits sérieux durent ne les accueillir qu'avec réserve, et se mettre en garde contre un moyen qui tenait plutôt de l'empirisme et du merveilleux, que d'une réalité expérimentale bien démontrée.

Enfin, le 23 septembre 1828, M. le docteur Gérardin adressa un rapport à l'Académie de médecine, sur la découverte que prétendait avoir faite M. Heettman, chirurgien anglais, d'un nouveau moyen d'engourdir les malades et de les rendre insensibles à la douleur, en leur faisant respirer des vapeurs ou des gaz.

Plus récemment encore, si l'on en croit la revendication de priorité adressée, le mois dernier, aux Académies, par M. Horace Weels, de Boston, ce chirurgien aurait déjà cherché, il y a tout au plus quelques années, à obtenir l'insensibilité par les inspirations d'éther, mais surtout par celles du gaz protoxyde d'azote.

Comme on le voit, l'esprit humain, vivement préoccupé de cette intéressante question, était depuis longtemps en travail pour arriver à la découverte de cet agent héroïque qui devait, en détruisant ce terrible fléau de la douleur, rendre un si grand service à l'humanité. Mais, il faut le dire, jusqu'à ce jour toutes ces diverses tentatives n'avaient qu'imparfaitement réussi, et nul moyen n'était parvenu à se généraliser.

Aujourd'hui, le but est atteint, le problème est résolu. Les faits nombreux et authentiques qui, chaque jour, consacrent les bienfaits de l'éther, ne laissent plus aucun doute sur l'importance et l'efficacité de son emploi. C'est donc à côté des plus belles découvertes qui font la gloire du XIXe siècle qu'il faut enregistrer la nouvelle conquête dont vient de s'enrichir le domaine de la médecine.

La physique, par la vapeur et ses nombreuses applications à la locomotion et à l'industrie;

La chimie, par l'éclairage au gaz et le coton-poudre;

Les arts, par la phototypie et la galvanoplastie;

La chirurgie, par la lithotritie;

La médecine, par les méthodes exactes de l'auscultation et de la percussion.

L'astronomie, par la planète Leverrier;

Toutes ces différentes branches des connaissances humaines avaient signalé leurs progrès : La chirurgie vient encore d'en signaler un nouveau, en découvrant à l'éther sulfurique une nouvelle propriété. Grâces en soient rendues au savant heureux, qui a doté la science d'un si précieux bienfait, et dont le nom s'est immortalisé en acquérant des droits incontestables à la reconnaissance de la postérité.

M. Jackson, chimiste distingué de Boston (États-Unis), est l'auteur de cette découverte.

Ce fut dans le courant du mois d'octobre 1846, qu'il communiqua, pour la première fois, sa découverte à M. Morton, chirurgien dentiste de la même ville, l'engageant à l'expérimenter pour l'extraction des dents.

Le succès ayant répondu à ces premières tentatives, la plupart des autres chirurgiens s'empressèrent d'imiter l'heureux novateur, et de donner à ce procédé une extension plus large, en l'appliquant aux opérations de la haute chirurgie.

Bientôt les journaux américains, remplis de ces faits, en apportèrent la nouvelle en Europe; et une lettre particulière du docteur John Ware, adressée à la *Revue médicale anglaise*, fournit des renseignements précis qui décidèrent les chirurgiens de Londres à répéter les mêmes expériences.

A la même époque, à Paris, l'une de nos sommités chirurgicales les plus élevées, recevait également d'Amérique une lettre confidentielle par laquelle on lui révélait les merveilles du nouveau moyen d'abolir la sensibilité; mais sa prudence ordinaire lui faisant un devoir d'en retarder de quelques jours encore l'application, ce ne fut qu'après les premières épreuves, tentées avec succès par M. Jobert (de Lamballe) et par M. Malgaigne à l'hôpital Saint-Louis, que M. Velpeau, à l'hôpital de la Charité, vint, par des expériences décisives, donner à l'emploi des vapeurs d'éther sulfurique dans les opérations chirurgicales la sanction de son beau talent et de sa grande habileté.

Depuis lors, les faits se sont rapidement multipliés; l'émulation d'un côté, la grandeur de la cause de l'autre, stimulant l'ardeur des praticiens, nous avons vu successivement tout ce que la Faculté et les hôpitaux de Paris comptent de notabilités chirurgicales, s'empresser de mettre à profit les avantages du nouveau moyen, et d'apporter à la science le tribut de leur zèle et le résultat de leurs observations.

Toutes les classes de la société se sont émues, les savants comme les hommes du monde, les amphithéâtres comme les salons; et la grande question à l'ordre du jour, la préoccupation actuelle de tous les esprits, c'est décidément l'inhalation des vapeurs d'éther.

Il est curieux et édifiant tout à la fois de voir la foule empressée qui suit les cliniques de nos hôpitaux; ces médecins, à tête blanche, qui se mêlent à la jeunesse des écoles pour être témoins par leurs propres yeux de ces expérimentations, se retirer enthousiasmés, émerveillés presque d'un triomphe aussi beau.

L'Académie de médecine, l'Académie des sciences, les différentes sociétés médicales et chirurgicales de Paris, toutes ont retenti des débats animés qui se sont élevés dans leur sein, au sujet de cette importante découverte; car quelque magnifique et quelque utile qu'elle soit, elle devait, comme tout ce qui est grand et nouveau, comme tout ce qui tend à révolutionner les idées depuis longtemps reçues, y rencontrer des contradicteurs et des adversaires.

L'histoire ne nous fournit-elle pas maint exemple de ces oppositions systématiques poussées même jusqu'à la persécution?

Socrate ne fut-il pas condamné à boire la ciguë, parce qu'en face de l'idolâtrie il enseignait la croyance en un seul Dieu?

Le Christ, qui venait briser les liens de l'esclavage, et apporter au monde les sublimes principes de liberté, d'égalité et d'amour, ne dut-il pas subir les ignominies du supplice de la croix?

Galilée, pour avoir découvert le mouvement de la terre autour du soleil, ne fut-il pas poursuivi comme fou, et jeté dans les cachots d'une prison, où, resté inébranlable dans sa conviction, il s'écriait encore : *Et pourtant elle tourne!*

Christophe Colomb ne fut-il pas pendant dix ans en butte aux railleries et aux sarcasmes de toute une cour, lui qui, pour un vaisseau, promettait un monde?

Harvey, l'ingénieux inventeur de la circulation du sang, n'eut-il pas à soutenir de nombreuses luttes pour le triomphe de sa découverte, et ne trouva-t-il pas ses plus grands détracteurs parmi les plus grands noms de son époque?

Jenner lui-même, qui, pour soustraire l'humanité à la variole, cette affection terrible qui la décimait, osa inoculer à l'homme un virus des animaux, n'en fut-il pas récompensé par les moqueries et l'incrédulité de la Société royale de Londres?

Ainsi, de tout temps, l'envie s'est acharnée contre le génie, l'ignorance contre la vérité; mais, tôt ou tard, la lumière se produit, et l'opinion fait justice de ces déloyales détractations.

Qu'importe, après tout, que ce soit au génie ou au hasard que l'humanité soit redevable d'un bienfait? toute découverte belle et utile, n'en reste pas moins un progrès que tout homme de cœur doit accueillir avec empressement et reconnaissance.

La question de l'éther est aujourd'hui jugée; les faits qui la corroborent sont trop nombreux, les expériences qui la confirment, trop concluantes; les noms qui l'ont prise sous leur patronage, trop célèbres; les esprits qui l'ont adoptée, trop judicieux et trop consciencieux, pour qu'elle ne soit pas désormais à l'abri des attaques de l'envie et des vicissitudes de l'avenir.

Ce n'est pas, en effet, légèrement et au hasard que des hommes mûris par l'étude et l'expérience, tels que MM. Malgaigne, Velpeau, Gerdy, Roux, Blandin, Ricord, Jobert (de Lamballe), Nelaton, Guersant, etc., consentiraient à mettre en pratique des moyens dont l'efficacité leur paraîtrait douteuse, l'administration nuisible; et quand, à leur témoignage unanime, vient se joindre l'évidence des faits, le doute n'est plus permis; et l'éther sulfurique prend à jamais un nouveau rang parmi les ressources les plus utiles de la chirurgie.

Si donc quelques résultats imparfaits, quelques insuccès même ont été observés dès le commencement de l'application des vapeurs d'éther, ce n'est qu'à deux causes qu'il faut les attribuer : 1° l'imperfection des premiers appareils, 2° l'inexpérience inséparable de sa nouveauté.

Mais, de jour en jour les appareils se perfectionnent, l'inhalation devient plus sûre entre les mains de l'opérateur enhardi, la réussite se confirme, les succès se multiplient; ils deviennent la règle, les insuccès ne sont plus que l'exception. Et, qu'il y a loin de la faveur que l'éther s'est acquise, de la haute position que ses services lui ont déjà value, même en y comprenant quelques innocents mécomptes, à l'espèce de dédain avec lequel il a été traité, à l'accusation imprudente *d'immoralité* qui lui a été lancée en pleine académie par un expérimentateur autrefois célèbre !

Combien ce temps vainement perdu en injustes déclamations et en accusations préventives, eût été plus utilement employé à renouveler, sur les animaux, ces expériences qui lui valurent jadis tant de renommée! et combien il aurait dû s'estimer heureux de rencontrer une occasion si belle de servir la science en éclairant la question, et de ressaisir en même temps un peu de son ancienne gloire !

En vérité, en présence d'une semblable manifestation, et des souffrances si regrettables, mais si aiguës et si vraies, qu'entraînent constamment après elles les opérations chirurgicales ; en nous rappelant surtout, que la douleur parvenue à son plus haut paroxysme a pu, quelquefois même, occasionner la mort ; on serait tenté de croire qu'il faut être soi-même dépourvu de toute sensibilité, pour avoir le triste courage de condamner un procédé qui la suspend chez les opérés, et pour oser ainsi se poser ouvertement en partisan de la douleur !

Cette répulsion, que nous avons de la peine à nous expliquer de la part d'un homme sérieux, nous la comprendrions plus facilement chez le dentiste en renom, qui a cru devoir publier son opinion dans la *Gazette des Hôpitaux* du 6 février, si, appréciant, à sa juste valeur, le véritable sens de ses objections, nous songeons qu'en effet, les instants précieux consacrés à épargner la douleur aux patients, seraient bien plus lucrativement employés à en opérer un plus grand nombre, sauf à les faire souffrir davantage.

Quant aux appréciations futiles et aux ridicules persiflages que l'on rencontre dans certains feuilletons soi-disant scientifiques de grands journaux, ce serait véritablement leur faire injure que de les prendre au sérieux; et le seul conseil que nous ayons à donner à ces savantasses, c'est de les engager à se soumettre eux-mêmes, avant de prendre la plume, à quelques inhalations éthérées ; l'esprit qui leur manque d'un côté, ils le trouveront du moins de l'autre; il y aura, jusqu'à un certain point, compensation.

Non, nous le répétons bien haut : la nouvelle propriété que M. Jackson a révélée au monde savant, n'a plus rien à craindre de ses ennemis; l'éther demeurera comme l'agent héroïque le plus précieux contre la douleur, et, à ce titre, un des plus éminemment utiles à l'humanité.

L'éther sulfurique (de αἰθὴρ, *air* ou de : αἴθω, *je brûle, j'enflamme*), *éther hydratique, oxyde d'éthyle*, est un liquide incolore, très-inflammable, très-volatile, d'une odeur vive et aromatique, d'une saveur d'abord brûlante, puis fraîche. —

Connu, dès 1537, sous le nom d'*huile douce de vitriol,* que lui avait donné Valérius Codrus......., ce ne fut qu'en 1730 qu'il fut bien étudié par un chimiste allemand, Fobrenius, et appelé par lui du nom qu'il porte encore aujourd'hui.

On l'obtient par la distillation de deux parties d'alcool et d'une partie d'acide sulfurique; sa formation consiste dans la déperdition, faite par l'alcool, de la moitié de l'eau qu'il contient; l'éther peut donc être représenté par deux volumes d'hydrogène bi-carboné et un volume d'eau.

L'éther sulfurique forme, en thérapeutique, la transition entre les stimulants et les antispasmodiques. Appliqué sur la peau, il produit une impression vive de refroidissement dû à sa prompte évaporation.—Administré à l'intérieur, il détermine dans tout le trajet du tube intestinal une chaleur plus ou moins brûlante, à laquelle succède une excitation manifeste, qui ne tarde pas à s'irradier vers la tête et les extrémités, mais qui, bientôt, se convertit en une sédation générale du système nerveux, amenant après elle le calme et le bien-être : il agit donc, jusqu'à un certain point, comme les liqueurs alcooliques, en déterminant une ivresse plus fugitive, il est vrai; propriété qu'on a parfois utilisée avec succès, en l'administrant à la dose de vingt à trente gouttes, pour combattre, sans doute selon le principe : *similia similibus curantur*, les effets de la véritable ivresse.

A une dose élevée, l'éther devient un véritable poison; en 1812, M. Orfila, dans des expériences toxicologiques, en ayant fait prendre seize grammes à un chien, ne tarda pas à voir l'animal tomber dans un état comateux, et succomber quelques heures après.

Quant à l'action des vapeurs de l'éther sulfurique sur l'économie animale, il semblerait qu'elle eût déjà été entrevue il y a un certain nombre d'années; ainsi nous lisons dans le *Dictionnaire de Médecine* en 30 volumes, tome XII, page 411 :

« Un jeune homme fut trouvé dans un état complet d'insensibilité, pour avoir respiré un air très-fortement chargé de vapeurs d'éther sulfurique. Il resta dans un état apoplectique pendant quelques heures, et il aurait probablement succombé, si on ne s'était pas aperçu de son état, et si on ne s'était pas hâté de le transporter dans une autre atmosphère. » (Christison, *ou Poisons*, 2e édit., p. 804.)

D'une autre part, M. Ducros, dans la séance du 18 janvier dernier, vient de revendiquer la priorité de la découverte des propriétés soporifiques de l'éther, en rappelant à l'Académie des sciences le mémoire qui lui fut présenté le 16 mars 1842, intitulé : *Effets physiologiques de l'éther sulfurique, d'après la méthode buccale et pharyngienne, chez l'homme et les animaux.*

Mais, évidemment, la question, dans ces faits, n'avait pas été envisagée sous le point de vue actuel; ce n'était pas l'inhalation régulièrement expérimentée; et, d'ailleurs, l'insensibilité produite, loin d'avoir été soumise à l'épreuve des instruments tranchants, n'avait été considérée que comme un simple état physiologique de lipothymie et de narcotisme, sans jamais avoir donné lieu, comme dans le fait de M. Jackson, à l'idée féconde de l'utiliser dans l'exécution des opérations chirurgicales.

Tout l'honneur de l'invention revient donc à son véritable auteur, M. Jackson.

Des expériences multipliées viennent d'être tentées sur des animaux vivants, à l'école vétérinaire d'Alfort, dans les cabinets privés de divers physiologistes, ainsi qu'à l'école pratique de la Faculté, dans le double but d'étudier les effets physiologiques et toxiques de l'inhalation des vapeurs d'éther, et d'acquérir la preuve de l'insensibilité qu'elles produisent dans les opérations.

Ainsi, M. Renault a déja fait connaître à l'Académie de médecine les résultats obtenus par M. Bouley sur quelques chiens et un cheval :

1° Un chien, auquel on avait fait respirer des vapeurs d'éther, tomba au bout de trois minutes dans un assoupissement manifeste; l'amputation de la cuisse fut pratiquée, les vaisseaux furent liés, plusieurs points de suture furent faits à la peau du moignon, des nerfs furent piqués et excisés, sans que l'animal manifestât aucun signe de douleur;

2° Sur une chienne également éthérisée, la vulve fut incisée jusqu'à l'anus; et la matrice ayant été fortement abaissée, on put enlever un polype qu'elle renfermait, sans que l'animal parût souffrir;

3° On endormit aussi un chien qui avait une fracture mal consolidée; on rompit le cal provisoire, puis on plaça le membre dans un appareil, et l'animal ne poussa aucune plainte, quoiqu'il se fût réveillé vers la fin de l'opération;

4° Seize grains d'éther ayant été injectés dans la veine jugulaire d'un cheval morveux, on put impunément pratiquer sur lui diverses vivisections; l'animal endormi ne donna aucune marque de sensibilité.

M. Renault a de nouveau entretenu l'Académie d'une autre série d'observations : « M. Baillarger, a-t-il dit, a imaginé d'enfermer les chiens dans une sorte de caisse vitrée, dans laquelle on laisse s'exhaler la vapeur d'éther, de manière à ce que l'animal soit forcé de le respirer sans employer de violence. Voici ce que nous avons observé, savoir : que l'inhalation de l'éther, pendant quelques instants, n'a aucun inconvénient pour la santé de ces animaux; qu'on peut impunément la prolonger au delà d'une heure, pourvu que de temps en temps on laisse respirer à l'animal un peu d'air pur. Au bout de trois quarts d'heure, quand l'inhalation est continuée sans interruption, un animal de moyenne taille succombe. Sur le seul animal qui ait succombé dans ces expériences, l'autopsie, faite avec le plus grand soin, n'a révélé l'existence d'aucune lésion apparente, soit dans les organes pulmonaires, soit dans le cerveau, qui a été examiné avec attention par M. Baillarger. Enfin, l'insensibilité semble être d'autant plus complète que l'inhalation a été plus prolongée. Une dernière observation, c'est qu'il s'établit une salivation abondante, et que le pouls bat très-rapidement.

Voici une lettre de M. Beraud, interne des hôpitaux, relative à une expérience faite sur un chien par M. Sandras :

« Le 31 janvier 1847, M. Sandras a expérimenté l'éther sulfurique sur des chiens. Cet habile physiologiste, dans des expériences précédentes, avait déjà remarqué que l'incision du prépuce était l'opération la plus douloureuse sur ces animaux. Cette petite opération offrait encore l'avantage d'être très-courte. Avant de donner le résultat de l'expérimentation, nous croyons devoir décrire l'appareil ingénieux employé par M. Sandras.

« Cet appareil se compose simplement d'une boîte et d'une cornue : la cornue, en verre, est destinée à recevoir l'éther qu'on doit évaporiser.

« La boîte est en bois, cubique, d'une capacité

de dix litres environs : sa paroi postérieure offre une ouverture circulaire pour admettre le tube de la cornue. La paroi supérieure présente six petites ouvertures pour le renouvellement de l'air contenu dans la boîte. A la paroi antérieure existe une grande ouverture pour recevoir la tête du chien ; la moitié supérieure de cette ouverture est mobile, en forme de guillotine.

« On a soin, au préalable, de fermer la gueule du chien avec une forte ficelle, de manière à ce que l'air pénètre par les narines seulement.

« Cela fait, on plonge la tête du chien dans la cornue ; on abaisse la planche mobile, et l'on chauffe l'éther avec de l'eau à 70 ou 80 degrés.

« Voici ce que le chien a éprouvé :

« Pendant la première minute, il n'a rien manifesté ; mais bientôt il a poussé des cris plaintifs, et il n'a pas tardé à entrer en convulsion ; ses muscles étaient roides et contracturés, il ne pouvait plus se tenir debout.

« Voyant que l'ivresse était complète, M. Sandras a procédé à l'opération ; il a incisé le prépuce dans toute sa longueur, et cela en deux temps ; le chien n'a rien manifesté de particulier ; il n'a poussé aucun cri, n'a fait aucun mouvement, rien enfin qui indiquât la souffrance. Les muscles étaient contractés pendant l'opération.

« Après cela, on a lâché l'animal, qui, d'abord, n'a pu se tenir sur ses pattes. Au bout de quelques secondes, il s'est mis à tourner sur lui-même, toujours de droite à gauche. Cinq ou six minutes après, l'ivresse avait disparu. »

A l'Académie des sciences, séance du 8 février, M. Flourens a donné lecture d'une note touchant les effets de l'inhalation éthérée sur la moelle épinière. Voici le résultat de ses expériences :

1° Expérience sur un chien.

Au bout de quelques minutes, l'animal soumis à l'inhalation est tombé dans une insensibilité absolue. Alors la moelle épinière a été mise à nu sur un point de la région dorsale. Pendant cette cruelle opération, l'animal n'a donné aucun signe de douleur. On a pincé, coupé les racines postérieures (nerfs du sentiment), et l'animal n'a rien senti ; on a pincé, coupé les racines antérieures (nerfs du mouvement), et aucun des muscles auxquels les nerfs venus de ces racines se rendent ne s'est mû; enfin, on a blessé, déchiré, coupé la moelle épinière elle-même, sans que l'animal ait donné le moindre signe de douleur ni de convulsion.

2° Expérience sur une poule.

L'animal, après quelques minutes de l'inhalation de l'éther, a perdu toute sensibilité. La moelle épinière a été mise à nu ; elle a été piquée, coupée, et l'animal n'a rien senti.

L'éther a donc l'étonnante faculté d'anéantir dans la moelle épinière le principe du sentiment et du mouvement.

M. Serres a également déposé une note relative au même sujet, dont voici les conclusions :

1° La sensibilité est abolie dans le nerf qui a été soumis à l'action de l'éther, dans les points qui ont été immédiatement soumis à cette action et dans toutes les radiations qui émergent du nerf au-dessous de ce point ;

2° Dans la partie du nerf qui est au-dessus du point immergé dans l'éther, la sensibilité est conservée ;

3° Pour tenir compte de l'action de l'air, on a fait l'expérience comparative suivante :

De deux nerfs mis à nu, l'un a été immergé dans l'éther, l'autre soumis à l'action de l'air seulement. Expérimentés tous les deux au bout de cinq minutes, le premier était entièrement insensible sous le mors de la pince ; le second avait conservé toutes ses facultés sensitives et contractiles ;

4° Dans toutes les expériences, les tentatives d'examen ont été faites en marchant de l'extrémité du nerf vers sa racine;

5° D'après une action sédative de l'éther, si instantanée sur le tissu nerveux, il devenait impossible de savoir si l'application immédiate de la strychnine sur le nerf ferait renaître la sensibilité. La teinture de noix vomique, la strychnine et le chlorhydrate de strychnine sont restés sans effet sur le nerf éthérisé ;

6° La strychnine et le chlorhydrate de strychnine appliqués immédiatement sur un nerf normal, n'ont point produit de contractions.

L'Académie a aussi reçu de M. Gruby la communication des résultats de ses expériences sur les animaux avec l'éther.

Elles ont eu pour but :

1° De montrer les avantages que l'on peut tirer

des vapeurs d'éther dans quelques expériences physiologiques ;

2° De préciser leur influence pathologique sur les animaux ;

3° De démontrer les changements anatomico-pathologiques constants produits par l'inspiration d'éther, et la cause anatomique de la mort, quand on va jusqu'à la produire. Elle résulterait de l'inspiration prolongée, entraînant après elle l'accumulation du sang dans les veines du cerveau, dans les veines pulmonaires, dans les veines caves, et donnant lieu à l'engorgement du foie et des reins, ainsi qu'à la paralysie des muscles respiratoires.

L'Académie de médecine, dans la séance du 9 février, a entendu la lecture des travaux de M. Amussat, et d'un remarquable Mémoire du docteur Longet.

D'après ses conclusions, M. Amussat pense que l'inhalation de l'éther présente dans quelques cas de très-grands avantages, et que les inconvénients que l'on a signalés disparaîtront lorsqu'on aura bien tenu compte de toutes les conditions du phénomène, et distingué les opérations où il y aurait danger à le produire.

Quant à ses expériences sur les animaux vivants, le fait capital qui en découle, c'est l'état particulier du sang, observé chez tous les animaux soumis à l'inhalation de l'éther. Le sang artériel offre la couleur noire du sang veineux; mais il reprend sa couleur rouge clair, aussitôt que l'animal respire à l'air libre. Avant tout, ce serait donc là le remède le plus efficace dans ce genre d'intoxication.

Voici un extrait des conclusions du Mémoire de M. Longet, que nous empruntons à la *Gazette médicale* du 13 février :

1° Il y a suspension absolue et momentanée de la sensibilité, aussi bien dans toutes les parties ordinairement sensibles de l'axe cérébro-spinal (portions postérieures de la protubérance, du bulbe, de la moelle épinière, etc.) que dans les cordons nerveux eux-mêmes (nerfs des membres, racines spinales postérieures, nerf trijumeau, etc.);

2° La relation qui existe normalement entre le sens du courant électrique et les contractions musculaires dues à ce courant, relation que Mateucci et moi avons fait connaître, persiste dans l'appareil nerveux moteur (nerfs des membres, racines spinales antérieures, cordons antérieurs de la moelle, etc.);

3° Toutefois, à l'aide du galvanisme, on constate après la mort, que l'irritabilité des muscles et l'excitabilité des nerfs du mouvement durent moins chez les animaux tués par l'éther que chez ceux qui ont succombé à une autre cause de mort, à la section du bulbe, par exemple ;

4° Tout nerf mixte (sciatique, etc.) découvert dans une partie de son trajet, soumis à l'action de l'éther et devenu insensible dans le point directement éthérisé et dans tous ceux qui sont au-dessous, demeure néanmoins excitable au galvanisme, c'est-à-dire continue, par ce moyen, d'éveiller la contraction des muscles auxquels il se distribue;

5° Le nerf optique, dont l'irritabilité électrique et mécanique provoque encore, même chez l'animal qui est près de mourir, une sensation lumineuse traduite par le mouvement des pupilles, n'offre plus la moindre trace de cette réaction chez l'animal rendu impassible par l'éther;

6° L'action de l'éther sur l'appareil nerveux sensitif est bien autrement directe et stupéfiante que celle de l'alcool, qui rend seulement la sensibilité plus obtuse, sans jamais la suspendre entièrement, du moins dans les centres nerveux;

7° L'éther abolit d'une manière momentanée mais complète la propriété excito-motrice ou *réflexe* de la moelle épinière et de la moelle allongée (action spinale propre), et, conséquemment, agit en sens inverse de la strychnine et même des préparations opiacées qui l'exaltent;

8° On peut parvenir, chez les animaux mis en expérience, à amoindrir ou même à neutraliser les fâcheux effets de l'éther sur la propriété excito-motrice de la moelle par la strychnine, et ceux de la strychnine et de l'opium par l'éther;

9° Constamment les fonctions des centres encéphaliques se suspendent avant l'action spinale propre, et se rétablissent avant elle;

10° L'éther fournit un nouveau moyen d'analyses expérimentales qui, discrètement employé, permet d'isoler chez l'animal vivant le siége de la sensibilité, de celui de l'intelligence et de la volonté;

11° On peut graduer l'action de l'éther sur les centres nerveux, et faire connaître à volonté les deux périodes que j'ai appelées *période d'éthérisation des lobes cérébraux*, et *période d'éthérisation de la protubérance annulaire;*

12° Ces deux périodes sont faciles à reproduire à l'aide de mutilations sur l'encéphale d'animaux vivants. Chez l'animal qui n'a plus que la protubérance et son bulbe, mêmes phénomènes qu'après l'éthérisation des lobes cérébraux; et chez celui dont la protubérance elle-même vient à être lésée directement, mêmes troubles qu'après l'éthérisation de la protubérance;

13° Dans les animaux qui ont subi l'éthérisation de la protubérance, cet organe recouvre toujours son rôle de centre perceptif des impressions sensitives, avant de redevenir lui-même organe sensible;

14° La déséthérisation incomplète de la protubérance peut avoir lieu même pendant que dure encore la période de stupéfaction des lobes cérébraux;

15° La vraie période chirurgicale correspond à celle d'éthérisation de la protubérance annulaire ou d'insensibilité absolue;

16° Quelque temps après que la faculté de sentir a reparu chez les animaux éthérisés, il y a exaltation prononcée mais passagère de la sensibilité;

17° L'ammoniaque paraît diminuer la durée des phénomènes dus à l'éthérisation;

18° La mort des animaux qui ont respiré la vapeur d'éther, semble due à une asphyxie à laquelle l'éthérisation du bulbe lui-même n'est sans doute pas étrangère ;

19° Aussitôt que se manifeste la période d'insensibilité absolue, le sang coule noir dans les vaisseaux artériels, comme l'a vu M. Amussat, et comme nous l'avons constaté nous-même depuis avec M. Blandin;

20° Il résulte d'expériences faites de concert avec M. Blandin, qu'une fois l'insensibilité absolue établie, les animaux (lapins) meurent, à partir de ce moment, dans l'espace de quatre à huit minutes, si l'on continue l'inspiration de vapeurs éthérées.

La Société des médecins allemands à Paris a publié les intéressantes recherches qu'elle a faites sur dix-neuf de ses membres; en voici le résumé :

Le pouls a constamment augmenté pendant les trois premières minutes, puis il s'est notablement abaissé, bien que restant au-dessus de l'état normal. La plus grande fréquence du pouls s'est élevée jusqu'à 174 pulsations par minute : la moyenne a été de 106.

La respiration, dans sa fréquence et sa plénitude; a toujours été dans les mêmes rapports que celles du pouls.

Le sentiment de la douleur a été constamment aboli et n'a pu être éveillé par les piqûres d'épingle, les incisions, l'amadou allumé, la cire d'Espagne fondue.

La durée et l'intensité de l'action dépendent, en grande partie, de la durée et de l'exactitude de l'inhalation.

A un certain degré, la connaissance se trouble; à un plus haut degré elle se perd, et la conscience du moi s'évanouit.

Des songes variés, souvent agréables, quelquefois pénibles; quelques signes de vertige, des rires involontaires plus ou moins prolongés, sont autant de phénomènes qui ont été observés.

Le sentiment du toucher a été complétement intact tant que les individus ont conservé leur connaissance; les aspérités même légères des corps, leur état poli, leur nature, ont été reconnus avec précision sans le secours des yeux.

Dans ces expériences, l'action de l'éther paraît avoir parcouru trois degrés. Au début, la sensibilité s'élève, ainsi que le pouls et la respiration; puis, la perception de la douleur s'abaisse avec le mouvement circulatoire, et les lésions ne sont alors que faiblement perçues. Dans le troisième degré, tout sentiment disparaît, et l'individu est aussi insensible qu'un cadavre.

L'action de l'éther disparaît subitement, et le retour à la connaissance se fait subitement aussi. Il reste ensuite un léger sentiment de faiblesse, et la tête est un peu lourde. Cet état dure ordinairement un quart d'heure. La plupart sont d'accord que l'éther leur a procuré d'agréables sensations qui ressemblaient à celles d'une légère ivresse. Ce qui a persisté le plus longtemps, c'est l'odeur d'éther que l'haleine a conservée quelquefois pendant vingt-quatre heures.

M. Gerdy, le célèbre auteur du *Traité de Physiologie philosophique des sensations et de l'intelligence*, est un de ceux qui se sont empressés tout d'abord d'expérimenter sur eux-mêmes les effets de l'éther. Dès les premières inspirations, il dit avoir éprouvé un picotement à la gorge et une toux assez violente pour s'être vu forcé de suspendre quelques instants l'inhalation, et d'y revenir à plusieurs reprises, jusqu'à ce que la susceptibilité des bronches eût pu s'habituer à ce nouvel excitant.

L'influence narcotique des vapeurs éthérées ne tarda pas à se manifester par un frémissement musculaire accompagné de fourmillement dans les membres et par un sentiment de pesànteur à la tête assez analogue à celui que produit, au commencement, l'ivresse alcoolique.

Peu à peu, la sensibilité générale s'éteignait; la raison elle-même perdait de son empire; et, pourtant, l'intelligence, tenue en éveil par les efforts de la volonté, pouvait encore, jusqu'à un certain point, suivre les effets physiologiques qui se manifestaient dans les organes des sens. Ainsi, celui de l'ouïe était un des premiers affectés; ceux de la vue et de l'odorat s'obscurcissaient ensuite; et, chose remarquable, tandis que la sensibilité générale s'émoussait à peu près complétement, la sensibilité tactile, proprement dite, se conservait encore assez pour percevoir les formes et la nature des corps.

Une circonstance également digne d'intérêt,

c'est cet état invincible de somnolence remplie de charme et de bien-être, auquel il se laissait aller malgré la conscience qu'il conservait encore de son but expérimental; l'existence lui était devenue indifférente; et les interrogations de son frère, notant ses impressions, étaient, pour ainsi dire, autant de tortures qui l'arrachaient à cette béatitude qu'il aurait voulu voir se prolonger indéfiniment.

C'est bien là, en effet, un des phénomènes les plus constants de cette douce ivresse, que cet abandon et cette abnégation dans lesquels elle vous plonge, de tout ce qui vous entoure et vous retient à la vie, pour ne vous laisser sensibles qu'à son indicible volupté.

M. le docteur J. Moreau, médecin de l'hospice de Bicêtre, a voulu aussi savoir par lui-même à quoi s'en tenir; nous aimons à citer quelques extraits de ses intéressantes observations : « Le phénomène principal, dit-il, l'engourdissement de la sensibilité, occupait presque exclusivement mon attention. C'est pour l'analyser que je retenais avec effort mes idées, mon attention, que je sentais m'échapper au fur et à mesure que les inspirations se répétaient.

« Encore quelques gorgées de vapeur, et l'excitation fit place à un engourdissement général, à un état de stupeur, d'étonnement, d'hébétude, que je ne peux mieux comparer qu'à ce que l'on éprouve, lorsqu'on se sent entraîné au sommeil malgré soi, malgré les plus persévérants efforts pour y résister. Dans cet état qui était un état de sommeil presque complet, j'avais presque entièrement cessé de m'apercevoir de la douleur, tout simplement de la même manière que je cessais de rien percevoir, non-seulement des choses du dehors, mais encore de mes sensations intérieures, de ces impressions intimes et de conscience qui révèlent, pour ainsi dire, l'individu à lui-même, lui font sentir qu'il existe.

« Je ne suis point arrivé jusqu'à perdre entièrement connaissance ; mais je puis dire que j'ai pressenti cet état, tant la conscience de moi-même était près de m'échapper ; et j'ai compris dès lors que, plongé dans cet état, l'individu dût être absolument insensible, quelque moyen qu'on employât pour exciter en lui la douleur.

« Les effets produits par la vapeur d'éther, ne sont, à mes yeux du moins, qu'un sommeil artificiel en tout comparable à celui que déterminent les différents narcotiques et autres agents modificateurs du système nerveux ; et l'on doit ajouter les raptus du sang vers le cerveau, les attaques épileptiques, etc.

« Ce que j'ai observé sur moi-même, je l'ai observé sur plusieurs individus. Tant qu'ils conservaient assez de présence d'esprit pour me répondre, pour entendre mes questions, ils *sentaient*. Ce n'est que lorsqu'ils avaient entièrement perdu connaissance, que l'on pouvait enfoncer des épingles dans les chairs sans qu'ils s'en aperçussent en aucune manière.

« Vous n'avez donc rien senti ?—*Comment voulez-vous que je sente quelque chose, puisque je n'y étais plus !* »

Au résumé, quelles que soient les nuances qui différencient les nombreuses expériences dont nous venons de rendre compte, et qui ont été faites tant sur les animaux vivants que sur l'homme sain, il n'en ressort pas moins ces deux grandes vérités, dont la démonstration est désormais hors de doute.

SAVOIR :

1° L'inhalation éthérée, sagement administrée, n'entraîne jamais d'accidents;

2° Elle produit toujours l'insensibilité et le relâchement du système musculaire.

Les appareils dont on a fait usage, dès le début, étaient tellement imparfaits, qu'on s'explique aisément les insuccès des premières tentatives; ainsi, ce n'était d'abord qu'un simple flacon à trois tubulures, dont l'une servait à l'introduction du liquide; l'autre à la communication de l'air extérieur avec celui du flacon; et, à la troisième, était adapté un tube flexible, destiné à conduire les vapeurs d'éther dans la bouche du sujet à opérer;

Déperdition d'une partie notable de la vapeur d'éther;

Retour de l'air expiré dans l'intérieur du flacon;

Adaptation incomplète du tube aux lèvres du malade;

Tels étaient, en peu de mots, les graves inconvénients qu'ils présentaient. Mais l'habileté de nos principaux fabricants ne devait pas les laisser longtemps dans cet état primitif d'imperfection.

M. Charrière et M. Luer, entre autres, ont rivalisé de zèle, et leurs efforts intelligents ont apporté et apportent tous les jours encore des modifications tellement heureuses, qu'avant peu, les nouveaux appareils ne laisseront plus rien à désirer.

Voici comment ils sont généralement composés :

A un flacon, ouvert par une seule et large tubulure, est adapté hermétiquement un système unique composé de deux conduits, et muni d'un seul robinet les ouvrant ou les fermant simultanément, à volonté; l'un d'eux sert à faire communiquer l'air atmosphérique avec l'intérieur du ballon; à l'autre vient se fixer un tube élastique parfaitetement vissé, long d'environ 70 centimètres, et de 1 à 2 centimètres de diamètre. Ce tube est terminé, à son extrémité libre, par une embouchure métallique qui embrasse les lèvres, et par un jeu de soupapes, dont l'une s'ouvre quand l'autre se ferme; de sorte que, pendant l'inspiration, la soupape intérieure étant soulevée et la soupape extérieure abaissée, la vapeur d'éther arrive facilement dans la bouche; et que, pendant l'expiration, la soupape extérieure étant, à son tour, soulevée, tandis que l'intérieure est abaissée, l'air expiré s'échappe au dehors sans pouvoir rentrer dans le flacon.

Dans l'intérieur du vase est placée une éponge destinée à augmenter les surfaces d'évaporation.

Comme complément de l'appareil, une petite pince à ressort est destinée à rapprocher les narines pour empêcher la respiration par le nez.

Quels que soient, du reste, les perfectionnements qu'enfante chaque jour le génie inventif des fabricants et des chirurgiens, outre les avantages déjà réalisés, il est encore certaines conditions dont l'accomplissement importera plus ou moins au succès complet de l'éthérisation. Ainsi, la capacité du ballon devra être d'environ deux à trois litres; plus grand encore serait-il préférable. On conçoit, en effet, d'après l'opinion émise par M. Velpeau, à l'Académie de médecine, dans la séance du 16 février, que quel que soit le degré de volatilité de l'éther, il lui faut néanmoins un certain temps pour accomplir sa volatilisation; et que les poumons, dans chaque aspiration ordinaire, consommant à peu près un litre de gaz, l'air aspiré sera d'autant mieux saturé qu'il aura séjourné plus longtemps dans le ballon; c'est ce qui explique pourquoi des appareils qui fournissaient d'abord des vapeurs fortement éthérées, ne donnaient plus, après un certain nombre d'aspirations, qu'un air faiblement saturé d'éther, et, par suite, trop peu actif pour produire un effet rapide.

De plus, ainsi que l'a déjà fait observer M. Bonnet de Lyon, le diamètre de tous les conduits ne devra jamais être inférieur à celui de la trachée-artère qui est le conduit-modèle fourni par la nature.

Une soupape, enfin, adaptée au tube qui amène l'air extérieur dans le ballon, aurait aussi son avantage en empêchant, pendant l'expiration, la déperdition d'une certaine quantité de vapeurs éthérées.

Après avoir introduit dans l'appareil environ soixante grammes d'éther sulfurique rectifié, on porte à la bouche du malade assis ou couché, l'embouchure du tube, puis on ouvre graduellement le robinet, de manière à augmenter peu à peu le diamètre de la colonne de vapeur aspirée, afin d'habituer par degrés les bronches au contact des vapeurs éthérées.

Quelques légers accès de toux pourront se manifester d'abord; mais ils ne seront pas de longue durée, et cette première difficulté une fois vaincue, les malades devront respirer largement et à pleins poumons.

L'inhalation faite ainsi avec intelligence : chez les uns, une à deux minutes, chez les autres, quatre à cinq, chez un bien petit nombre, huit à dix, suffisent ordinairement pour amener les effets de l'ivresse.

Le grand nombre de cas où nous avons vu appliquer l'inhalation éthérée, et nos observations personnelles, jointes à celles qu'on a déjà publiées, nous permettent de formuler un tableau général des phénomènes les plus communs.

C'est ainsi qu'on a vu indifféremment se produire, dès le début :

Un léger picotement à la gorge. — Quelques accès de toux. — Des bouffées de chaleur à la tête. — Du tintement d'oreilles. — Un certain état d'excitation. — De l'agitation. — Un frémissement musculaire. — La turgescence de la face. — La dilatation des pupiles. — L'injection oculaire. — Le regard brillant et humide. — Quelques vertiges, de la loquacité. — Une accélération notable du pouls.

A une période plus avancée :

De l'engourdissement. — Un assoupissement croissant. — Du vague dans les idées. — Un évanouissement graduel de la conscience. — De la flaccidité, du relâchement dans les muscles. — Du trouble dans la vue. — Parfois des paroles incohérentes, du délire même. — Une augmentation croissante du pouls, en même temps qu'un ralentissement de la respiration.

Plus tard enfin :

L'occlusion des paupières. — Le sentiment d'une profonde modification. — Un sommeil invincible, la perte totale de connaissance. — Un collapsus profond, une stupeur générale. — Une extinction complète de la sensibilité. — Le retour du pouls à peu près à l'état normal.

Et quand, peu à peu, l'ivresse se dissipe et que le réveil arrive :

De l'étonnement. — Un rire incoercible. — De la gaieté. — Des larmes. — Le souvenir de rêves délicieux, rarement pénibles. — Le sentiment enfin d'un bien-être général.

Mais ces phénomènes si variés et si nombreux sont loin de se rencontrer dans chaque cas d'ivresse éthérée; car, qui ne comprend à l'avance les influences diverses qu'apporteront, dans leurs manifestations, l'âge, les sexes, les tempéraments, les habitudes, les idiosyncrasies, les dispositions morales et physiques?

C'est ainsi que l'enfant tombera promptement dans un assoupissemement complet; que la femme, dont le système nerveux est naturellement si délicat, sera facilement impressionnée; que l'homme robuste résistera plus longtemps que l'individu anémique ou énervé; que le sujet habitué aux boissons alcooliques cèdera plus difficilement à cette autre ivresse.

Mais, s'il fallait décrire en détail tous les cas observés, on n'en trouverait certes pas deux qui présentassent des phénomènes identiques. Ces différences que nous constatons, à propos des effets de l'éther, chacun sait qu'elles existent à propos de toutes choses, au physique comme au moral. Et, de même qu'en pathologie, il est pour ainsi dire impossible de rencontrer une même maladie présentant jamais les mêmes symptômes; en thérapeutique, un même médicament produisant jamais les mêmes résultats; ainsi, dans l'éthérisation, les effets varieront avec les individus, sans que toutefois il soit difficile à l'esprit de l'observateur de saisir dans l'ensemble des phénomènes, des caractères généraux qui dominent tous les autres.

En résumé donc, qu'on veuille diviser les différentes phases de l'ivresse éthérée, soit en deux périodes, comme MM. Malgaigne et Longet, soit en trois périodes plus ou moins tranchées, comme M. Jobert (de Lamballe), et faire abstraction des formes diverses qu'elles présentent, pour ne s'attacher qu'au fond; tels sont, autant qu'il est possible de l'exprimer en peu de mots, les états principaux que l'on observe :

1° Excitation,

2° Engourdissement,

3° Stupeur.

Et, comme conséquences constantes : suspension de la sensibilité et relâchement des muscles.

Et, maintenant, est-il besoin d'ajouter que ces effets, de même que nous les avons vus varier dans leurs formes selon les idiosyncrasies, varieront aussi dans leur intensité suivant les aptitudes diverses, les susceptibilités individuelles, mais surtout suivant la durée de l'éthérisation. Et qu'ainsi, lorsqu'on aura réuni ces trois conditions indispensables : la perfection de l'appareil, une rectification convenable de l'éther, une prolongation suffisante de l'éthérisation, on arrivera infailliblement à produire : l'engourdissement, la demi-insensibilité, l'insensibilité complète.

Quant à la nature de l'éthérification, il est de toute évidence qu'elle est une véritable intoxication comme celle de l'ivresse alcoolique; et l'on est dans le vrai quand on lui donne le nom d'ivresse éthérée; car, que l'éther soit introduit dans l'organisme par les voies digestives, par l'injection directe dans les veines, ou bien par les voies respiratoires, il n'en va pas moins, porté par le torrent circulatoire, produire son action stupéfiante sur les centres nerveux. C'est là l'ivresse; mais une ivresse particulière, avec ses caractères propres, son allure spéciale, son cachet pathognomonique; c'est, en un mot, *l'ivresse éthérée;* ivresse fugitive, spontanée, subtile comme le fluide éminemment diffusible qui la produit, aussi prompte à se dissiper qu'elle a été rapide à se manifester, et ne pouvant mieux être caractérisée que par ces énergiques paroles qui ont fait dire d'elle : que si elle réduit momentanément le corps de l'homme à l'état de *cadavre*, elle est presque aussitôt suivie d'une véritable *résurrection*.

Or, c'est précisément dans ces conditions de stupéfaction du système nerveux, de collapsus, d'insensibilité, d'anesthésie générale et de relâchement musculaire, que se pratiquent les opérations chirurgicales, les plus simples comme les plus compliquées, les plus innocentes comme les plus dangereuses, les plus légères comme les plus cruelles; les plus variées, en un mot, qu'elles se rattachent à la diérèse, à l'exérèse ou aux différentes réductions; et que, chaque jour, des résultats nouveaux venant confirmer ceux précédemment obtenus, le succès se généralise et assure le triomphe de l'éther.

Mais, pour terminer tout ce qui concerne l'appréciation des effets de la vapeur éthérée dans les limites, toutefois, de l'état actuel de la question, il est certains phénomènes fixant au plus haut point l'attention des chirurgiens et frappant leur esprit d'étonnement; phénomènes si singuliers, si extraordinaires, si dignes d'intérêt, qu'ils deviennent autant de problèmes touchant aux plus hautes questions de physiologie et de psychologie, et qu'il importe de bien préciser, afin d'essayer à les résoudre.

Ces phénomènes, nous croyons pouvoir les réduire à cinq :

1° Les opérés qui ne sentent ni n'expriment aucune douleur.

Quand l'éthérisation a été suffisamment prolongée, les facultés de l'intelligence, du sentiment et du mouvement, un instant abolies, pour reparaître bientôt après dans leur intégrité, c'est là un fait réel, évident, et qu'il est donné à chacun de constater tous les jours, mais dont l'explication échappe encore aux connaissances actuelles.

Ce phénomène si remarquable est-il dû à une action spécifique de l'éther, ou bien à quelque combinaison chimique de certains éléments de l'éther avec ceux du tissu nerveux ? Telles sont les questions que M. Serres s'est contenté de poser devant l'Académie des sciences, dans la séance du 15 février, sans toucher à leur solution.

2° Ceux qui ne sentent pas, mais qui conservent encore jusqu'à un certain point l'usage de leurs sens.

Cet état, pour ainsi dire transitoire, déjà signalé à l'Académie de médecine, le 19 janvier, par M. Malgaigne, qui se demandait s'il n'y aurait pas dans le cerveau deux centres distincts de sensations, l'un pour l'intelligence, l'autre pour le sentiment; également observé par M. Gerdy qui, dans ses expériences sur lui-même, conservait encore la faculté de voir, d'entendre, de toucher, d'odorer, de penser, alors qu'il était à peu près insensible aux piqûres d'épingle et aux pincements; cet état se manifestait évidemment sous l'influence d'une faible éthérisation, portant son action stupéfiante sur la moelle épinière plutôt que sur les lobes cérébraux; contrairement à l'ordre suivant lequel les centres nerveux perdraient successivement leurs forces, d'après l'opinion, peut-être un peu trop absolue, de M. Flourens qui, dans la séance de l'Académie des sciences du 22 février, a établi que :

Chez un animal qu'on soumet à l'action de l'éther :

D'abord, les lobes cérébraux perdent leur force, c'est-à-dire l'intelligence;

Puis, le cervelet perd la sienne, c'est-à-dire l'équilibration des mouvements de locomotion;

Puis, la moelle épinière perd les siennes, c'est-à-dire le principe du sentiment et le principe du mouvement;

Enfin, la moelle allongée survit seule dans son action; avec la disparition de cette action, disparaîtrait la vie.

3° Ceux qui disent avoir senti la douleur sans avoir eu la force de l'exprimer.

Ce cas excessivement rare, et qui n'a guère été observé que par M. Guersant, à l'époque des premiers essais d'inhalation éthérée, était aussi, probablement, dû à une éthérisation commençante, qui n'avait amené chez le malade que cette demi-stupéfaction assez analogue à l'état de somnolence dans lequel on peut encore percevoir confusément certaines sensations, sans qu'il reste à la volonté assez d'énergie pour réagir contre elles, ni même pour les révéler par une manifestation quelconque.

4° Ceux qui auraient éprouvé une exaltation de la sensibilité.

M. Vidal de Cassis est à peu près le seul chirurgien qui ait cru constater une prétendue exaltation de la sensibilité chez quelques malades auxquels il avait à pratiquer des opérations sur les organes génitaux. Du reste, le petit nombre de cas rapportés par ce chirurgien ne présentent pas les mêmes caractères.

Dans deux de ces cas, le malade aurait eu conscience de l'opération, et aurait paru éprouver une douleur plus vive que dans les circonstances ordinaires. On sait, en effet, qu'assez souvent les premiers effets de l'éthérisation déterminent, chez certains individus, une surexcitation momentanée. Les cris poussés dans cette première période antichirurgicale, peuvent donc se ressentir de cette excitation, et faire croire à une exagération de la douleur, sans qu'il soit possible au chirurgien d'en mesurer sûrement l'intensité.

Dans le troisième cas, le malade ayant poussé des cris et exécuté des mouvements involontaires, mais n'ayant conservé, après l'opération, aucun souvenir de douleur, ce cas rentre dans la catégorie de ceux que nous allons maintenant examiner.

5° Ceux qui ont semblé exprimer de la douleur par des mouvements et des cris, mais qui affirment n'avoir rien senti.

Dans le plus grand nombre des opérations chirurgicales exécutées sous l'influence des vapeurs éthérées, alors que l'éthérification n'a pas été portée à un degré assez avancé pour produire cet état tellement complet de stupéfaction, qu'on croirait opérer sur un cadavre, état extrême, qu'il ne serait pas toujours sans danger de provoquer, on voit effectivement se manifester un singulier contraste : d'un côté, des plaintes, des cris, des mouvements désordonnés, de l'agitation indiquant une certaine réaction du patient contre la main qui l'opère; de l'autre, le calme, l'étonnement du patient qui, lorsqu'il se réveille, paraît tout surpris de voir terminée une opération dont il n'a eu nullement conscience, et affirme n'avoir éprouvé aucune douleur, n'avoir rien senti, ne se souvenir de rien, en un mot, si ce n'est parfois de quelque rêve plus ou moins bizarre, plus ou moins agréable, qui n'a aucun rapport avec la profonde modification qui vient d'être imprimée à son organisme.

C'est là un phénomène bien étrange, bien surprenant, bien fait pour appeler l'attention et la méditation des psychologues et des physiologistes, et dont la solution rentre naturellement dans le domaine de la haute philosophie. Les interprétations ne lui ont pas manqué; la plupart sont demeurés d'accord que les individus avaient perdu le souvenir de la douleur.

Mais les uns ont dit : Du moment que les malades ont perdu le souvenir de la douleur, c'est comme s'ils n'avaient pas souffert.

Les autres : Quoique les malades aient perdu le souvenir de la douleur, ils n'en ont pas moins souffert.

Au nombre de ces derniers, on peut citer deux noms également célèbres dans la science : M. le professeur Blandin et M. le physiologiste Longet.

M. Longet, dans son Mémoire du 9 février, s'exprime ainsi :

XII. « Pendant les opérations, beaucoup de malades poussent des cris violents, retirent brusquement leurs membres, et donnent des signes manifestes de douleur; puis, revenus à eux-mêmes, affirment ne pas savoir ce qu'on leur a fait, ne rien se rappeler, et n'avoir éprouvé aucune impression douloureuse. Cela prouve-t-il qu'ils n'aient pas souffert? Avec mon honorable confrère, M. Blandin, je répondrai qu'ils ont seulement perdu la mémoire de leurs impressions; que, pour moi, ils avaient subi seulement l'éthérisation des lobes cérébraux ou la stupéfaction de ces organes; que, par conséquent, ils étaient dans un cas analogue à celui des précédents animaux dépourvus de leurs lobes, mais munis encore de leur protubérance ou centre perceptif des impressions douloureuses.

« Qu'on ne vienne pas dire que si les patients perdent le souvenir de la douleur, cela revient au même que s'ils ne l'avaient point endurée : cette assertion n'est pas soutenable; car, si l'on admet que, dans les cas précédents, les opérés aient souffert en réalité, ce que nous croyons fermement, l'ébranlement communiqué à l'organisme a dû être le même que si l'opération avait été faite comme à l'ordinaire. »

Or, nous venons soutenir une thèse diamétralement opposée, à savoir :

1° Que les individus appartenant à cette cinquième catégorie n'ont pas souffert;

2° Que, par conséquent, ils n'ont pas pu perdre le souvenir de la douleur;

3° Et que leurs mouvements et leurs cris ne sont qu'une illusion trompeuse qui en impose à l'esprit des observateurs.

Qu'est-ce, en effet, que la douleur?

La douleur est une sensation pénible, une modification pénible de l'être sentant, voulant, pensant, du *moi*, à la suite d'une impression fâcheuse exercée sur une partie sensible du corps de l'homme, et transmise au *sensorium commune*, par les nerfs et par les cordons de sentiment. Il faut donc, pour que la douleur ait lieu, la réunion de ces trois conditions indispensables :

Impression,

Transmission,

Perception.

Tout le monde est d'accord sur la nécessité de ces trois conditions; mais la dernière soulève des dissidences sur ce point, savoir : Existe-t-il dans l'encéphale un centre spécial de perception pour la douleur, et un autre centre spécial pour l'intelligence?

Ou bien n'existe-t-il qu'un centre commun pour la perception de la douleur et pour l'intelligence?

M. Longet, que nous citons souvent parce que

son nom fait autorité dans la science, dit dans le paragraphe 10 de son Mémoire.

« Et d'abord, j'oserai avancer que, dans l'éther, l'expérimentateur possède, qu'on me pardonne l'expression, une sorte de réactif psychologique, un nouveau moyen d'analyse qui (sans mutilations préalables, sans opérations sanglantes), discrètement employé, lui permet d'isoler le siége de la sensibilité générale du siége de l'intelligence et de la volonté. En effet, je suis parvenu par ce moyen à faire naître à mon gré chez les animaux (chiens et lapins) deux périodes distinctes, les seules réellement importantes à noter pour les opérations chirurgicales, et d'ailleurs les seules bien appréciables, quand on n'expérimente plus sur soi-même.

« Dans l'une, l'animal, ne pouvant déjà plus se soutenir sur ses membres, tombe sur le flanc et s'agite, puis s'assoupit, et bientôt étranger au monde extérieur, paraît immobile et plongé dans un sommeil profond; toutefois il crie encore et s'agite de nouveau, si je pince fortement une partie sensible de son corps, sans s'éveiller pour réagir d'une manière efficace et volontaire contre cette violence extérieure. Cette période est pour nous la période d'éthérisation ou de stupéfaction des lobes cérébraux, et même des autres parties encéphaliques, excepté la protubérance annulaire et le bulbe rachidien.

« Dans l'autre, les animaux ayant subi plus longtemps l'inhalation éthérée, ne crient plus, ne s'agitent plus même quand on tiraille et qu'on dilacère les parties les plus sensibles de leur système nerveux. Cette période est celle d'éthérisation ou de stupéfaction de la protubérance annulaire. »

L'opinion de M. Longet est donc qu'il existe deux centres de perception :

L'un pour l'intelligence : les lobes cérébraux;

L'autre pour la sensibilité : la protubérance annulaire.

D'un autre côté, M. Flourens, auteur de remarquables travaux sur les fonctions du système nerveux, s'exprime ainsi en termes clairs et précis[1] :

« Dès qu'une perception est perdue, toutes le sont; dès qu'une faculté disparaît, toutes dispa-

[1] Flourens, *Rech. expérim. sur les prop. et les fonct. du syst. nerv.*, 2e édit., 1842, p. 98.

raissent; il n'y a donc point de siéges divers, ni pour les diverses facultés ni pour les diverses perceptions. La faculté de percevoir, de juger, de vouloir une chose, réside dans le même lieu que celle d'en percevoir, d'en juger, d'en vouloir une autre; et, conséquemment, cette faculté, essentiellement une, réside essentiellement dans un seul organe. »

En effet, la perception suppose la conscience, la connaissance du fait. Cette conscience, cette connaissance sont un acte de la pensée, et ces deux facultés, la perception d'un sentiment et la connaissance de ce sentiment, ne sont, au fond, qu'un seul acte accompli par l'unité du *moi*. En d'autres termes, l'être moral qui sent est le même que celui qui sait qu'il sent; car ces deux actes, sentir et le savoir, ne peuvent se comprendre isolément; le *moi* ne saurait sentir, s'il n'a en même temps conscience de ce sentiment; et si sentiment et conscience du sentiment semblent être deux choses, ce sont deux choses confondues en une seule.

Cette vérité, difficile sans doute à exprimer, l'est beaucoup moins à comprendre. Sa preuve, chacun la trouve en soi; et toute intelligence qui s'exerce sait bien que l'être qui pense en elle est exactement le même que celui qui sent.

C'est donc un principe incontestable, que quiconque sent a en même temps conscience qu'il sent ; et, réciproquement, si le *moi* n'a pas conscience, il ne sent pas.

Donc cette unité du *moi*, et cette unité d'action, impliquent nécessairement l'unité de lieu pour le *sensorium commune*.

Donc, la psychologie nous amène à conclure qu'il ne saurait exister séparément un centre pour l'intelligence : les lobes cérébraux ;

Un centre pour la sensibilité : la protubérance annulaire.

Il est curieux de voir jusqu'à quel point s'entendent les maîtres de la science au sujet des fonctions de la protubérance annulaire.

1° M. Flourens, dans la première édition de son traité, en 1823, dit que les lobes cérébraux sont le siége exclusif de *toute sensation*, de toute volition, de toute intelligence.

Mais Cuvier, dans son rapport, ayant fait remarquer que M. Flourens n'était point en droit de conclure, de ces expériences, qu'avec la destruction des lobes cérébraux l'animal eût perdu sa sensibilité, M. Flourens modifia ses conclusions; et, dans la nouvelle édition de 1842, il avance que « l'animal, qui a perdu ses lobes cérébraux n'a pas perdu sa sensibilité; il la conserve tout entière : il n'a perdu que la perception de ses sensations. »

2° Desmoulins, considère la protubérance comme l'organe où réside la conscience des sensations de tout le corps, moins la vue.

3° M. Serres y place la sensibilité et en fait aussi le centre du principe des mouvements volontaires[1].

4° M. Gerdy[2] prétend que la perceptivité de la douleur et la volonté, siégent à la fois dans le cerveau et le mésocéphale (protubérance annulaire).

5° Muller[3] considère, d'après MM. Flourens et Desmoulins, la moelle allongée, à laquelle il rattache la protubérance annulaire, comme étant : 1° le siége de l'influence de la volonté; 2° le siége de la faculté de sentir. Il dit, page 719 : « Ainsi que l'ont fait voir les expériences de Flourens,

[1] *Anatomie comp. du cerveau*, p. 605.

[2] *Bulletin de l'Acad. de méd.* p. 247, 15 juin 1840.

[3] *Physiologie du syst. nerv.* Traduct. Jourdan, 1845, p. 719.

les animaux qui ont perdu les hémisphères du cerveau sont bien frappés de stupeur, mais ils conservent encore la faculté d'exercer des mouvements volontaires. » Page 720 : « Un animal auquel on enlève les hémisphères du cerveau tombe dans la stupeur, mais il n'en donne pas moins des signes non équivoques de sentiment. » Et plus loin : « L'animal n'a plus de mémoire; il ne réfléchit pas, mais il sent. »

6° M. Longet[1] dit, page 431 : « Quant aux sensations tactiles, il est démontré pour nous, par les cris et les plaintes que nous ont fait entendre des animaux dépourvus de cerveau et de cervelet, que la protubérance concourt à percevoir au moins les impressions tactiles. Ainsi à nos yeux, la protubérance est un centre de perception, un foyer producteur de force nerveuse motrice. » Plus bas il ajoute : « Il ne faudrait pas, néanmoins, accorder trop d'importance à la faculté perceptive de la protubérance, et s'élever à des inductions exagérées. »

Enfin, M. Longet n'hésite plus; et, dans l'ar-

[1] *Anat. et physiol. du syst. nerv.* Longet, 1842.

ticle 10 de son Mémoire, 1847, il dit nettement : « Et cet animal, qui vient de perdre sa protubérance, c'est-à-dire *son centre perceptif* des impressions sensitives, doit... etc. »

A travers ces hésitations et ces divergences d'opinions, quel est l'esprit tant soit peu clairvoyant et judicieux qui n'entrevoit aisément la vérité?

La protubérance, par sa position, par ses connexions, par sa nature, joue évidemment trois rôles, dont deux sont passifs et le troisième, en quelque sorte, actif. Placée entre les lobes cérébraux d'un côté, certains nerfs cérébraux et la moelle épinière de l'autre; traversée à la fois par les faisceaux de sentiment et les faisceaux de mouvement, elle sert évidemment :

1° A transmettre, par les faisceaux de mouvement, l'influence de la volonté aux muscles de la vie de relation;

2° A transmettre au *sensorium commune*, par les faisceaux de sentiment, les impressions sensitives ou tactiles qui devront donner lieu à différentes perceptions et à la sensation de la douleur.

Mais, dans ces deux cas, qu'elle communique avec le *sensorium commune*, soit directement par elle-même, soit indirectement par l'entremise des hémisphères cérébraux, elle ne pourra jamais être considérée que comme un véritable instrument destiné tantôt à servir les ordres de la volonté, tantôt à faciliter la transmission centripète des impressions. Jamais une saine psychologie et une saine physiologie n'autoriseront à voir en elle un centre perceptif de sensibilité, un centre producteur de la volonté.

Quant à son troisième rôle, nous nous réservons d'en parler plus loin, à propos de la théorie des mouvements et des cris.

La protubérance a donc ses fonctions comme les organes des sens ont les leurs; mais, de même qu'il est physiologiquement inexact de dire que nos yeux voient, que nos oreilles entendent, que notre palais goûte, que nos fosses nasales odorent; de même il n'est pas plus exact de dire que la protubérance annulaire sent. Non; nous voyons par les yeux, nous entendons par les oreilles, nous goûtons par le palais, nous odorons par les fosses nasales, nous souffrons par la protubérance annulaire. Et les vivisections qu'on opère sur elle, tout en montrant sa sensibilité, n'autorisent pas plus à la considérer comme l'organe qui perçoit la douleur, qu'on ne serait en droit d'accorder le même privilége à toute autre partie de l'encéphale, de la moelle ou des nerfs cérébro-rachidiens, se montrant également sensible aux vivisections. Cela prouve seulement la propriété qu'elle a d'influencer le *moi* à sa manière, c'est-à-dire de déterminer en lui, quand elle est irritée, une sensation qui se traduit par la douleur. La protubérance annulaire donc n'est et ne peut être qu'un instrument en ce qui concerne la sensibilité.

Si, maintenant, nous considérons par la pensée, l'ensemble des phénomènes que présente l'intelligence humaine dans ses relations avec les centres encéphaliques, nous y voyons toujours ce contraste frappant : d'un côté, l'unité de l'esprit ; de l'autre, la multiplicité de la matière. D'un côté, le même *moi* qui sent, qui pense, qui veut, qui se rappelle ; de l'autre, un certain nombre d'organes encéphaliques ayant chacun leur fonction spéciale, tous destinés, soit à obéir à la volonté, soit à servir l'intelligence. De telle sorte que, s'il est vrai de dire que le corps de l'homme est un tout composé de diverses parties harmonisées entre elles, il serait faux de soutenir que l'âme est un seul être formé d'éléments divers. L'âme est un seul être avec différentes propriétés; considérations qui ont sans doute conduit un savant naturaliste à formuler cette définition célèbre : *L'homme est une intelligence servie par des organes.*

Et puisqu'il faut, en définitive, adopter un point de contact, un lieu de connexion, de communication, d'intimité entre la matière et l'esprit, et que les expériences les plus probantes démontrent que ce sont les hémisphères cérébraux qui sont le siége de ce *sensorium commune,* où viennent s'élaborer les sensations, nous ne répugnons pas à l'admettre; mais, dussions-nous considérer ce point d'union entre la matière et l'esprit comme s'étendant au delà des hémisphères cérébraux, comme s'établissant, en outre, dans d'autres parties de l'encéphale, dans la protubérance annulaire, par exemple, toujours est-il que la conscience de l'unité de notre *moi* ne nous permettra jamais de lui supposer deux centres distincts de perceptivité, l'un pour les sensations purement psychiques, l'autre pour la perception de la douleur.

Si le *moi* n'a pas eu conscience, il n'a pas senti !

Comment donc se fait-il que lorsqu'une impression si vive est exercée sur le corps de l'homme, l'âme n'en ait pas conscience?

C'est que, dans des circonstances données, l'âme humaine jouit de ce remarquable privilége de s'isoler, de se détacher, de se suspendre. Le sommeil, l'ivresse, le narcotisme, la syncope, les raptus de sang vers l'encéphale, l'éthérisation, etc., ne sont-ils pas autant de manières d'être de l'homme, qui, tout en abolissant momentanément son intelligence, le privent en même temps de la faculté de sentir?

Quel est l'homme qui ne puisse chaque jour constater cette vérité par les singuliers effets du sommeil? Quand l'homme est profondément endormi, où est son esprit? Cette mémoire, riche de tant de faits, de tant de notions diverses, qui la révèle? Cette raison, faculté si belle, qui donne à l'homme le pouvoir de comprendre, de comparer, de juger, de saisir les relations entre les causes et les effets, d'apprécier ces axiomes, vérités premières qui sont ses guides naturels, que fait-elle alors? Cette série de sentiments différents qui décèlent en l'homme des aptitudes si variées, que sont-ils devenus? Cette conscience du *moi*, le premier signe pour l'homme de son existence, où s'est-elle réfugiée? Vraiment, s'il n'est pas permis de dire que, pendant le sommeil, l'intelligence de l'homme a cessé d'être, du moins est-on presque en droit d'avancer qu'elle ne vit plus. Elle est suspendue. Et, dès lors, tous ces phénomènes de la vie matérielle qui ne peuvent être appréciés par l'homme qu'à la condition qu'il en aura conscience, sont pour son intelligence absente comme s'ils n'étaient pas; ses yeux, quoique ouverts, ne voient plus; ses oreilles n'entendent plus; tous ses sens restent incomplets dans leurs fonctions, puisque les sensations qu'ils doivent éveiller ne sont plus perçues; et la douleur, cette manifestation d'une atteinte portée à la sensibilité, est elle-même devenue absolument imperceptible,

Mais, a-t-on dit : L'opéré a bien pu avoir conscience qu'il sentait; par conséquent il a pu souffrir; seulement, il en a perdu le souvenir.....

Mais le malade, en se réveillant, quand il a recouvré l'usage de la raison, ne vous dit pas : *Je ne me rappelle plus, je crois n'avoir pas souffert....*; il vous répond, au contraire, avec affirmation :

Non, je n'ai pas souffert; je suis bien sûr de n'avoir éprouvé aucune douleur.

Qu'est-ce donc que la mémoire?

La mémoire, n'est-elle pas la conscience d'un fait prolongée, perpétuée, et rendant en quelque sorte ce fait présent à l'esprit? Évidemment.

Mais, dira-t-on encore, la mémoire peut pourtant s'affaiblir, se perdre même en entier.....

Oui, la mémoire se perd; mais, dans quelles circonstances? Quand les souvenirs sont déjà lointains, ou n'appartiennent qu'à des faits d'un ordre insignifiant. Or, ici, quand il s'agit d'un événement aussi grave, d'une modification aussi profonde apportée à l'être vivant, et qu'une fois revenue de sa stupeur éthérée, la mémoire, reprenant son empire ordinaire, se rappelle aisément les moindres faits de la vie antérieure, pourriez-vous supposer que, par une inconcevable anomalie, elle perdît précisément le souvenir du fait le plus récent, et, sans contredit, l'un des plus importants qui eussent marqué dans l'existence de cet être?

Un fait incontestable, et qu'il ne vous est jamais venu à la pensée de révoquer en doute, c'est que les individus éthérisés, comme ceux de notre première catégorie, c'est-à-dire qui, pendant l'opération, n'ont manifesté aucun signe de douleur ni par des cris ni par des mouvements, et qui, au réveil, vous affirment n'avoir rien senti, c'est que ces individus n'ont réellement pas souffert. Et pourtant, dans ce cas, comme dans le précédent, ce sont les mêmes preuves négatives qui vous sont fournies par l'aveu du malade; vous ne songez plus à accuser la mémoire d'avoir perdu le souvenir de la douleur, car vous n'avez pas cru à l'existence de cette douleur.

Mais, objecterez-vous, la question est bien différente, et, dans le cas qui nous occupe, nous avons l'agitation et les cris, qui sont pour nous les preuves que le malade a souffert.

Oui, vous auriez raison, si les mouvements et les cris étaient, en effet, comme vous le prétendez, les véritables signes de la douleur.

Direz-vous cependant qu'un individu opéré dans les circonstances ordinaires, sans avoir été préalablement soumis à l'inhalation éthérée, ne souffre pas, parce que, maîtrisant la douleur par la puissance de sa volonté, il ne crie ni ne s'agite?

Direz-vous encore qu'un individu qui ne subit

aucune opération et n'éprouve aucune espèce de douleur, mais à qui il prend fantaisie de crier et de s'agiter, afin de simuler la souffrance; direz-vous qu'il souffre réellement, parce qu'il crie et s'agite ?

Évidemment, non.

Quant à nous, nous sommes loin de venir prétendre que les mouvements et les cris ne sont pas, dans bien des circonstances, des signes de la douleur, des manifestations qui accusent la souffrance chez un individu; mais ce que nous osons affirmer, c'est qu'ils ne peuvent jamais être considérés comme les signes indispensables, irrécusables, caractéristiques, pathognomoniques de la douleur.

Le signe par excellence, le signe véritablement pathognomonique de la douleur, celui qui ne trompe jamais, c'est le témoignage intime de la conscience; quand l'homme souffre, le premier phénomène qui se passe en lui, et qui durera autant que la souffrance, c'est la perception, c'est la conscience même de cette souffrance. Des phénomènes extérieurs pourront bien aussi se produire; des contractions, des mouvements, des cris; ce qui fait croire en général, à ceux qui en sont les témoins, que l'homme souffre; mais la preuve qu'ils ne sont pas suffisants pour rendre compte de la douleur, c'est qu'ils peuvent être supprimés par la force même de la volonté. Et la conscience de la douleur, peut-elle l'être aussi? Non; elle est toujours là, continuant le même acte, percevant la même sensation, tant que persistera la cause de la souffrance. C'est elle qui souffre réellement; elle seule qui ressent la douleur; qui, plus tard, en aura souvenir. Par conséquent, détruisez ce souvenir, cette conscience, cette perception intime, et ne gardez que les mouvements et les cris, vous n'avez pas la douleur, vous n'avez que des mouvements automatiques, qu'une manifestation de l'instinct de conservation, qu'une réaction physique de l'organisme contre des éléments destructeurs.

Est-il besoin d'ajouter que, puisque l'âme avait perdu la faculté de comprendre et de sentir, elle avait aussi perdu la faculté de vouloir; et que l'objection qui consisterait à accuser aussi la mémoire d'avoir perdu le souvenir de cet acte de la volonté, qui se serait manifestée par des mouvements et des cris, n'a pas plus de fondement que celle qui accusait la mémoire d'avoir perdu le souvenir de la douleur, lorsque cette douleur n'avait pas existé. De même que l'individu affirme n'avoir rien senti, ne rien se rappeler, il affirme aussi n'avoir voulu ni crier ni se mouvoir.

En résumé donc:

Par l'unité du *moi*, du *sensorium commune*;

Par l'identité de l'être comprenant et sentant;

Par la nécessité d'un centre unique, dans l'encéphale, pour l'intelligence et la perception de la douleur;

Par le privilége de l'âme humaine, de se suspendre dans des circonstances et sous des influences données;

Par l'impossibilité de la mémoire, quand il n'y a pas eu conscience; et, par son inaltérabilité, s'il y a eu conscience d'un fait tout à la fois très-important et très-récent;

Par l'insuffisance des mouvements et des cris, comme signes certains de la douleur;

Par le témoignage de la conscience, comme seule preuve irrécusable et constante de la douleur;

Par la suspension de la volonté, forcément liée à l'action du *moi*; et, conséquemment, par l'impossibilité de son intervention dans la production des mouvements et des cris;

Par les révélations négatives des malades, et par le calme de leur physionomie après l'opération;

Nous croyons avoir suffisamment démontré les trois propositions que nous avions avancées, savoir :

1° Que les individus appartenant à la cinquième catégorie (c'est-à-dire ceux qui ont semblé éprouver de la douleur par des mouvements et des cris, mais qui affirment n'avoir rien senti) n'ont pas souffert;

2° Que, par conséquent, ils n'ont pas pu perdre le souvenir de la douleur;

3° Que leurs mouvements et leurs cris ne sont qu'une illusion trompeuse qui en impose à l'esprit des observateurs.

Avant d'exposer la théorie que nous considérons comme la seule admissible pour expliquer ces mouvements et ces cris, il importe de signaler un phénomène qui accompagne très-communément l'état d'éthérisation dans lequel sont plongés les malades que nous rapportons à notre cinquième catégorie. Nous voulons parler des rêves qui se produisent pendant le sommeil éthéré.

Voici, en effet, ce que l'on observe :

Quand le malade, après quelques minutes d'éthérification, tombe dans cette période d'engourdissement et de stupeur, qui, tout en le rendant insensible, détache momentanément son esprit du monde extérieur, on aperçoit parfois quelques légers mouvements, on entend quelques paroles obtuses, semblant indiquer que l'individu fait un rêve. Mais c'est surtout dès le commencement, et dans des temps du reste très-variables et très-indifférents de l'opération, qu'on voit se produire ces mouvements plus ou moins désordonnés, ces plaintes, ces cris, ces paroles même, toute cette agitation, en un mot, que nous avons déjà mentionnée. Et lorsqu'au réveil on questionne le malade pour apprendre de lui la cause de cette agitation et le rapport qui peut exister entre sa production et la nature de son rêve, l'observateur ainsi que le malade ne laissent pas, tous les deux, que d'être fort étonnés d'apprendre : l'un, que cette agitation n'ait aucun rapport avec de la douleur, avec la conscience de l'opération;

l'autre, qu'elle ait même été produite, alors qu'il n'en conserve aucun souvenir.

Toutefois, dans certains cas, si l'on insiste pour tâcher d'obtenir quelque explication, surtout en lui rappelant les paroles prononcées, on finit par découvrir qu'elles étaient le plus souvent l'expression d'une certaine modification survenue tout à coup dans le cours du rêve. C'est ainsi qu'à l'un, il sera survenu une dispute; l'autre aura éprouvé une contrariété quelconque; un troisième aura été frappé d'une vive surprise; mais nul n'aura acquis la notion de l'opération, nul n'aura ressenti la sensation de la douleur.

Un seul cas serait possible, où l'âme eût jusqu'à un certain point conscience de la douleur, douleur fictive à la vérité : c'est celui dans lequel le hasard seul ferait que le malade rêvât précisément à l'opération même.

Encore, dans cette crainte hypothétique, un des intelligents élèves de M. Velpeau a-t-il déjà songé à imprimer au délire, aux rêves, aux caprices de l'imagination une certaine direction, par l'influence d'un récit quelconque, qui, fait au malade pendant les premiers instants de l'éthérification, tendrait à s'emparer de son esprit, jusqu'à ce que, par l'effet toujours croissant de l'éthérisation, l'attention fût devenue complétement impossible.

Quoi qu'il en soit, il est donc évident, par cette coïncidence entre les premières excitations que produit le chirurgien, et cette diversion subite survenue dans le cours du rêve, que l'opération aura exercé une certaine influence sur l'esprit, sur l'imagination du malade. Mais sur quel esprit? sur quelle imagination? Sur cette intelligence en quelque sorte nouvelle, pervertie, dénaturée, qui, remplaçant par la folie la sagesse de la raison éveillée, s'abandonne aveuglément à toutes les extravagances, à toutes les conceptions bizarres que le rêve entraîne après lui.

Le rêve est une espèce de transition entre la veille, qui est la véritable vie de l'esprit, et le sommeil profond, complet, absolu, qui en est, pour ainsi dire, la mort apparente.

Et, dans le rêve, de même que la conscience du *moi*, de l'état présent, se pervertit, se dénature; de même l'impression qui résulte de l'opération, se transforme, se pervertit, se dénature, quand, par l'entremise des nerfs sensitifs, elle est parvenue au *sensorium commune*. La sensation de douleur et la notion tactile qu'elle aurait fait naître dans l'état normal, demeurent imperçues. L'aberration intellectuelle existe pour la perception des impressions, comme elle existe pour les divagations de l'imagination. Avec une perversion si profonde des facultés intellectuelles et affectives, la véritable sensation normale est irréalisable.

Si, maintenant, nous cherchons à expliquer le rôle qu'aurait pu jouer la volonté, dans la production de ces mouvements, de ces paroles et de ces cris, nous le trouvons, ou bien minime ou complétement nul; et, dans le bien petit nombre de cas où l'on voudrait absolument reconnaître à la volonté une certaine influence, pour l'explication surtout de quelques paroles, toujours serait-il que, comme la raison, comme la conscience, comme l'imagination, comme la sensation, la volonté se montrerait également pervertie; puisqu'au réveil, de même que le malade affirme n'avoir point eu conscience de l'opération, n'avoir éprouvé aucune douleur, il dit aussi : « Si j'ai crié, si je me suis agité, si j'ai parlé, je n'ai jamais voulu réagir contre une opération dont je n'avais nullement conscience. »

Ce n'est là qu'un rêve, en un mot : ce n'est pas la réalité.

C'est donc ailleurs, hors du domaine de la volonté, qu'il nous faut chercher la cause véritablement productrice de ces mouvements et de ces cris.

De tout temps, les physiologistes avaient observé qu'il existait dans l'homme deux sortes de mouvements : les uns se produisant sous la dépendance de la volonté, les autres sans le secours de cette volonté. Les premiers appartenant à peu près exclusivement à la vie de relation, les seconds à la vie organique.

Ils avaient, en outre, remarqué que les mouvements des organes de la vie de relation, habituellement régis par les ordres de la volonté, pouvaient néanmoins, dans certaines circonstances, être produits, quoique bien plus imparfaitement, sans le secours de cette volonté.

Ainsi, ils savaient aussi bien qu'on le sait de nos jours, que :

1° Pendant la veille, c'est ordinairement sous

l'influence de la volonté, que les muscles de la vie de relation exécutent leurs mouvements ; que cependant ils peuvent aussi en exécuter certains autres sans le consentement, sans l'initiative impérative de la volonté;

2° Que pendant le sommeil tout particulier du somnambulisme, des paroles, des mouvements coordonnés pouvaient être produits, alors que l'homme, quoiqu'il eût perdu la conscience de son état présent, conservait encore une partie de ses facultés intellectuelles, l'usage de la parole, et le pouvoir de diriger avec une certaine lucidité, différents actes de la locomotion;

3° Que pendant le sommeil accompagné de rêves, alors que l'intelligence plus obscurcie que dans l'état précédent, n'est pourtant pas complétement éteinte, mais est plutôt pervertie, et en quelque sorte dénaturée, des paroles mal articulées, incohérentes, ayant néanmoins parfois un sens intelligible, pouvaient être prononcées, quelques mouvements désordonnés être produits;

4° Que, dans un sommeil profond, complet, alors que tout acte intellectuel est rendu impossible par la suspension absolue de l'âme, des mouvements pouvaient également avoir lieu.

Forcés donc de reconnaître que, si, dans les circonstances ordinaires, la volonté commandait et gouvernait ces mouvements, dans d'autres circonstances, son concours n'était nullement sollicité pour qu'ils pussent s'accomplir; ils en étaient encore à chercher quelle était cette cause, cette puissance inconnue, qui, sans la participation de la volonté, pouvait ainsi occasionner des mouvements, lorsque Prochaska vint enfin, par de magnifiques recherches, démontrer l'existence de ce singulier pouvoir, qu'il nomma *le principe de la réflexion des impressions des nerfs sensitifs sur les nerfs moteurs;* que Marshall-Hall appela plus tard : *faculté* ou *propriété excito-motrice*, et que les physiologistes modernes connaissent tous sous le nom de : *Pouvoir réflexe.*

Avec la notion de cette deuxième force, toutes les difficultés étaient résolues.

Ainsi, les mouvements appartenant à la vie de nutrition, trouvaient aisément leur explication;

Et, ceux qui appartiennent à la vie de relation, mais qui ne sont point régis par la volonté, trouvaient également une raison justificative de leur mode de production.

Dès lors, il fut facile d'établir que les mouvements produits dans les organes de la vie de relation, étaient dus :

1° Pendant la veille,

Le plus souvent à l'action de la volonté; mais quelquefois à l'action du pouvoir réflexe.

2° Pendant le somnambulisme,

Soit à la volonté, soit aussi au pouvoir réflexe.

3° Pendant le rêve,

Soit à l'action d'une volonté déréglée, quand ils naissaient spontanément, soit à l'action du pouvoir réflexe, lorsqu'une incitation venait à se produire.

4° Pendant le sommeil complet,

Exclusivement à l'action du pouvoir incito-moteur mis en jeu par une incitation quelconque, puisque toute intelligence étant suspendue, ils ne pouvaient nullement être rapportés à la volonté.

Et, maintenant, faisant nous-mêmes l'application de cette force incito-motrice au cas qui nous occupe, nous disons : Que ces mouvements, ces paroles, ces plaintes et ces cris produits par le malade éthérisé, à la suite d'une incitation apportée à son organisme par l'opération, sont dus à l'action du *pouvoir réflexe ;*

Soit qu'il s'exerce seul, quand le malade ne rêve point;

Soit qu'il s'exerce en compagnie d'une volonté déréglée et inintelligente, d'une volonté sans conscience, quand cette agitation coïncide avec les différentes scènes d'un rêve accompagnant le sommeil éthéré.

Pour bien comprendre la nature, le mode de développement de ce pouvoir réflexe ou principe excito-moteur, il importe de bien se rappeler la distinction fondamentale qui existe entre la *sensibilité* et l'*irritabilité*, que d'autres appelleront encore excitabilité.

Pour nous, quelles que soient les différentes acceptions qui aient pu être données à ces deux expressions de *sensibilité* et d'*irritabilité*, ou excitabilité; et ne nous en servant que pour exprimer les vérités que nous concevons, nous dirons :

Que la sensibilité, proprement dite, est cette propriété immatérielle, intelligente, appartenant exclusivement à l'ordre des facultés spirituelles, et qui permet au *moi* de percevoir (abstraction faite des sensations qui succèdent aux impressions exercées sur les organes des sens et de la sensation du plaisir), cette sensation particulière que tout le monde connaît sous le nom de *douleur*, à la suite d'une stimulation quelconque, soit interne soit externe, transmise au *sensorium commune* par l'entremise des nerfs sensitifs; propriété, en un mot, qui donne à l'âme et le pouvoir de sentir et celui d'avoir conscience du sentiment.

Que l'irritabilité est, au contraire, cette propriété exclusivement matérielle, organique, en vertu de laquelle, sans qu'il soit utile que l'âme en ait conscience, certaines parties du corps peuvent se montrer, en quelque sorte, physiquement sensibles à des incitations soit internes soit externes; et, comme conséquence des mouvements être produits à la suite de ces incitations, sans le concours de la volonté, mais par la seule force du pouvoir réflexe ou excito-moteur.

La sensibilité, indépendamment de la transmission de l'impression au *sensorium commune*, a donc essentiellement besoin, pour être mise en jeu, qu'une incitation ait été produite sur les organes, et que, par conséquent, l'irritabilité ait été en partie développée.

L'irritabilité, au contraire, peut être mise en jeu sans que la sensibilité intervienne, sans que la perception de l'irritation par le *moi* ait nécessairement lieu.

La sensibilité et l'irritabilité sont donc deux choses tout à fait distinctes.

Or, l'impression exercée sur nos organes pourra avoir deux marches, deux terminaisons différentes :

Ou bien, transmise à l'encéphale, directement par les nerfs sensitifs, ou indirectement par l'entremise de la moelle épinière, elle ira s'élaborer dans le *sensorium commune,* s'y transformer en sensation, en perception de la douleur;

Ou bien, également transmise par les nerfs sensitifs, soit à l'encéphale, soit à la moelle épinière, elle déterminera, sur les nerfs moteurs, sans avoir nécessairement besoin de se transformer en sensation, une réflexion qui se traduira par des mouvements.

Toutefois, pour être exacts, devons-nous ajouter que, dans ce deuxième mode de propagation, l'impression pourra, rarement, il est vrai, donner en même temps naissance à une sensation.

Ces distinctions une fois établies, l'esprit se trouve à même de mieux comprendre tout ce qui se rattache aux notions générales que fournit la science sur l'étude du pouvoir réflexe, et de mieux apprécier les conséquences qu'il nous est permis d'en tirer soit pour invoquer la nécessité de son intervention dans la production du phénomène dont il est question, soit pour nous aider à développer les preuves qui attesteront sa non-suspension.

C'est donc vers la fin du siècle dernier que Prochaska, dans son traité : *Opera omnia, etc.*, Vienne, 1800, publia les belles recherches qu'il venait de faire sur ce pouvoir réflèxe ou incito-moteur. En voici quelques passages littéralement traduits, et dont nous empruntons la citation au traité de *Physiologie du système nerveux*, par M. Longet :

« Les impressions externes qui se font par les nerfs sensitifs, se propagent avec rapidité, en suivant toute la longueur de leur trajet, jusqu'à leur origine. Dès qu'elles y sont parvenues, *elles s'y ré-*

fléchissent, d'après une loi constante, et passent dans les nerfs moteurs correspondants, d'où des mouvements constants et déterminés dans les muscles (p. 150)... »

« Le siége du *sensorium commune* s'étend jusque dans la moelle, ainsi que le prouvent les mouvements qui subsistent chez les animaux décapités, mouvements qui ne peuvent se produire sans une sorte de consensus entre les nerfs spinaux : ainsi, lorsqu'on pique une grenouille décapitée, non-seulement elle retire la partie lésée, mais encore elle rampe, elle saute, ce qui ne peut avoir lieu sans l'action synergique des nerfs sensitifs et moteurs, action qui a son siége dans la moelle épinière, la seule partie qui reste des centres nerveux (p. 153). »

« *La condition générale qui domine la réflexion des impressions sensorielles sur les nerfs moteurs, c'est l'instinct de la conservation individuelle* (p. 154)... »

« Puis, pour prouver l'exactitude de son assertion, Prochaska cite plusieurs exemples dont voici les plus remarquables : 1° une irritation portée sur la membrane pituitaire occasionne une réflexion sur les nerfs moteurs respiratoires, d'où une violente expiration propre à expulser la cause irritante; 2° le même phénomène s'observe, lorsqu'une parcelle d'aliments ou une goutte de liquide tombe dans la trachée-artère; 3° quand une personne approche le doigt de notre œil, quoique nous sachions bien qu'elle n'a pas l'intention de nous nuire, l'impression faite au nerf optique ne s'en *réfléchit* pas moins sur les nerfs moteurs des paupières qui se rapprochent et se ferment malgré nous, etc. »

« C'est encore à l'aide de l'action des nerfs sensitifs sur les nerfs moteurs, action qui aurait pour intermédiaire indispensable la moelle épinière et la moelle allongée, que Prochaska explique les faits suivants :

« Il est certain, dit-il (p. 157), que, *sans que l'âme en soit avertie,* des impressions sensorielles peuvent se réfléchir sur les nerfs moteurs, comme le prouvent les phénomènes qui se passent chez les apoplectiques ayant perdu toute conscience d'eux-mêmes : ils ont le pouls élevé et la respiration large; ils lèvent la main et l'approchent très-souvent, *sans s'en apercevoir,* du lieu de leur affection. Il en est de même dans les convulsions épileptiques et dans les mouvements que l'on observe, indépendamment des contractions du cœur et des mouvements respiratoires, chez les personnes profondément endormies; en effet, elles retirent leurs membres lorsqu'on vient à les piquer ou à les irriter légèrement. A cette même catégorie de phénomènes, il faut rapporter les mouvements qui suivent les pincements sur le corps de l'homme et des animaux décapités, et qui, ayant lieu sans conscience, sont régis par la moelle épinière. »

Voici de nouvelles citations appartenant à d'autres auteurs, que nous empruntons encore à l'ouvrage érudit de M. Longet:

« Pour démontrer que la moelle est aussi une véritable source d'innervation chez les mammifères, Legallois[1] rapporte l'expérience suivante, dans laquelle la décapitation n'a pas été pratiquée. Chez un lapin, il coupe la moelle transversalement entre la dernière vertèbre dorsale et la première lombaire. Après cette opération, le sentiment et le mouvement persistent même dans le train de derrière; mais il n'y a plus aucun rapport de sentiment ni de mouvement entre les parties antérieures et

[1] OEuvres complètes, édit. 1830.

postérieures à la section de la moelle, c'est-à-dire que si l'on pince la queue ou bien une des pattes postérieures, tout le train de derrière s'agite, tandis que celui de devant n'en paraît rien ressentir et demeure immobile. En un mot, la section de la moelle a évidemment établi, dans le même animal, deux centres d'innervation bien distincts et indépendants l'un de l'autre; on pourrait même dire, ajoute Legallois, deux centres de volonté, si les mouvements que fait le train de derrière, quand on le pince, supposent la volonté de se soustraire au corps qui le blesse.

« M. Lallemand[1] est venu confirmer, par des observations d'anencéphales, l'opinion de Prochaska et de Legallois sur l'action propre de la moelle épinière : ces observations suffisent, dit-il, pour prouver que le cerveau n'est pas la source unique de la puissance nerveuse, comme le croyait Haller, ni le centre unique du système nerveux de la vie animale, comme le pensait Bichat. Elles prouveraient encore, si cela avait besoin de l'être aujourd'hui, que les mouvements indépendants de

[1] *Dissertation inaug.* Paris, 1818, p. 53.

la volonté ne sont pas sous l'influence du cervelet. Il en résulte enfin, comme conséquence immédiate, que les organes qui reçoivent leurs nerfs de la moelle allongée et de la moelle épinière, y puisent directement la puissance nerveuse qui les anime, tandis que c'est du cerveau que partent les déterminations de la volonté...

« La respiration, la déglutition, la sensibilité (*irritabilité*), et le mouvement ont existé chez ces fœtus, malgré l'absence du cerveau et du cervelet. Aucune objection ne peut empêcher d'en conclure que ces fonctions sont indépendantes de ces organes; que, par conséquent, la moelle allongée et la moelle épinière, ne puisent ni dans le cerveau ni dans le cervelet, la puissance nerveuse qui anime les parties qui en reçoivent des nerfs.

« Une observation de Beyer[1] sert à démontrer jusqu'à quel point la moelle, dans l'espèce humaine, peut agir indépendamment du cerveau, après certaines mutilations accidentelles de ce dernier organe. Une femme, mal conformée, devint enceinte en 1830. Après des tentatives infruc-

[1] Extrait dans *Archiv. génér. de médec.* t. V, 2e série, p. 615, 1834.

tueuses pour l'accoucher avec le forceps, on se décida à briser la tête du fœtus. Le docteur Beyer pratiqua cette opération, fit sortir les deux pariétaux, *vida entièrement le crâne*, et fit l'extraction de l'enfant, qui fut enveloppé dans une serviette et jeté dans un coin. Pendant que ce médecin s'occupait de la sortie de l'arrière-faix, il entendit une espèce de murmure qui s'élevait du lieu où l'on avait déposé l'enfant. Au bout de trois minutes, celui-ci poussa un cri distinct. Alors on ouvrit la serviette, et l'on vit avec étonnement ce fœtus sans cerveau, respirant et agitant ses mains et ses pieds; il poussa quelques cris et donna les autres signes de vie pendant plusieurs minutes. »

Fodéra, M. Calmeil, Marshall-Hall, se sont aussi occupés, d'une manière toute spéciale, de la démonstration de ce principe incito-moteur. Marshall-Hall soutient, avec raison, que les mouvements réflectifs qui ont lieu dans le tronc et les membres, après l'ablation de l'encéphale, ne dépendent pas d'une véritable sensation, mais du pouvoir dont jouit la moelle de réfléchir l'effet centripète d'un nerf sensitif sur des nerfs moteurs.

Muller, dont les premières communications remontent à l'année 1833, a dit à ce même sujet[1], page 616 : « Je crois aussi que les mouvements réflectifs, qui ont lieu après la perte du cerveau, ne prouvent pas que les irritations de la peau puissent exciter de véritables sensations dans la moelle épinière; ils dépendent bien plutôt de la transmission centripète ordinaire du principe nerveux, de celle qui a lieu aussi dans les sensations, mais qui n'est plus ici sensation, parce qu'elle n'arrive plus au cerveau, à l'organe de la conscience. »

Muller est un des premiers qui aient surtout cherché à établir que le pouvoir réflexe existe dans les centres encéphaliques, comme on avait prouvé qu'il existait dans la moelle épinière.

« Lorsque des sensations, dit-il, page 609, qui ont été produites par des impressions extérieures sur des nerfs sensitifs, déterminent des mouvements dans d'autres parties, cet effet n'est jamais le résultat d'un conflit entre les fibres sensitives et les fibres motrices d'un nerf lui-même, mais il dépend de ce que l'excitation sensorielle, transmise

[1] *Manuel de physiol.* 1844, trad. Jourdan.

au *cerveau* et à *la moelle épinière*, réagit sur des fibres motrices. »

Mais Muller a fort bien compris que le pouvoir réflexe qui s'exerçait par l'entremise du cerveau et de la moelle épinière, se produisait tout aussi bien, soit que l'incitation eût déterminé une sensation, soit qu'elle n'eût point été perçue par la conscience. Ainsi il dit, page 612 : « Mais la sensation peut être détruite dans le cerveau, et cependant un nerf conserver encore l'aptitude à provoquer des mouvements réflexes. »

Plus loin, il ajoute, page 616 : « On observe d'ailleurs, même pendant la santé, beaucoup de mouvements réflexes, provoqués par des irritations cutanées qui ne parviennent point à la conscience comme véritables sensations, bien qu'elles puissent cependant exercer une forte impression sur la moelle épinière. Telle est, par exemple, la contraction soutenue des sphincters que détermine l'irritation des matières fécales et de l'urine. » Mais Marshall-Hall, dit-il, va trop loin quand il admet que toutes les excitations de parties sensibles, à la suite desquelles surviennent des mouvements réflexes, ne sont point accompagnées de sensation;

car les mouvements réflexes de l'éternuement, de la toux, et beaucoup d'autres, dérivent de vraies sensations. »

Page 620, il résume nettement sa pensée en quelques mots : « Dans mon opinion, dit-il, l'irritation d'un nerf rachidien sensitif détermine immédiatement une action centripète du principe nerveux vers la moelle épinière. Si cette action peut s'étendre jusqu'au *sensorium commune*, il y a sensation perçue par la conscience; mais si la section de la moelle épinière l'empêche d'arriver jusqu'au *sensorium*, elle n'en conserve pas moins toute sa puissance comme action centripète, sur le cordon rachidien. Dans l'un et l'autre cas, une action centripète d'un nerf sensitif peut donner lieu à un mouvement réflexe. Dans le premier, l'action centripète devient en même temps sensation. Dans le second, elle ne prend pas ce caractère, mais suffit pour provoquer la réflexion centrifuge.

« L'opinion de Marshall-Hall s'éloigne de la mienne et de celle de Whytt : elle est toute particulière. D'abord, ce physiologiste restreint les phénomènes de la réflexion aux seuls nerfs rachidiens et exclut les nerfs sensitifs du cerveau. »

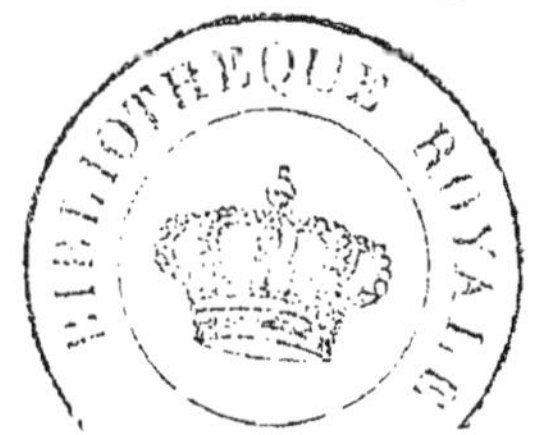

Il dit très-clairement, p. 683 : « Les *organes centraux* ressentent les effets des nerfs sensitifs, et tantôt les réfléchissent, sans que la conscience en soit instruite, sur les origines de nerfs moteurs, ce qui donne lieu à des mouvements réflexes; tantôt les transmettent au *sensorium commune*, de manière que la conscience en soit informée. »

Et plus loin, p. 684 : « Comme les phénomènes de réflexion ne dépendent point du *sensorium commune*, mais de l'appareil moteur des organes centraux, et que cet appareil continue d'agir *pendant le sommeil*, ils ont lieu tout aussi bien chez l'homme qui dort que chez celui qui veille, ainsi que le prouvent la toux due à des irritations de la trachée-artère et beaucoup d'autres phénomènes qui se passent *durant le sommeil*. »

A propos des tubercules quadrijumeaux, M. Longet dit[1] : « Chez les jeunes chats, les jeunes chiens et les lapins (auxquels on avait enlevé les hémisphères cérébraux), l'iris continuait aussi à se mouvoir sous l'influence d'une lumière vive; parfois même alors les paupières se rapprochaient. Ces

[1] Ouvr. cité, p. 471 et suiv.

mouvements nous paraissent un peu analogues à ceux qui, chez un animal décapité, succèdent à l'excitation des surfaces tégumentaires. » Et plus bas : « Les tubercules quadrijumeaux sont des *centres de réflexion* de l'effet centripète des nerfs optiques sur les nerfs moteurs qui président à la contraction de l'iris. »

En ce qui touche l'action propre de la protubérance annulaire (et c'est ici que nous faisons connaître le troisième rôle que nous lui avons attribué) et du bulbe, voici comment s'exprime Muller[1] : « Quant à ce qui concerne les forces de la moelle allongée (on sait que Müller fait rentrer la protubérance et le bulbe au nombre des organes qu'il comprend sous la dénomination générale de moelle allongée), je dois d'abord faire remarquer que cet organe participe, en général, aux propriétés de la moelle épinière. Il jouit, comme elle, du pouvoir réflectif ; nulle partie, même du système nerveux entier, n'est plus disposée que lui à produire des *mouvements réflexes ;* car les nerfs qui en naissent sont, de tous, ceux qui en déterminent avec le plus de facilité. »

[1] Ouvr. cité, p. 719.

Les propositions suivantes, que nous empruntons à Muller, suffisent pour constater le rôle du nerf grand sympathique dans la production des mouvements réflexes.

P. 628, I. « Aucune des parties soumises au nerf grand sympathique n'est susceptible de mouvements volontaires. »

P. 631, VIII. « Quelque certain qu'il soit, d'après ces observations, que les ramifications extrêmes et les plus déliées du nerf grand sympathique peuvent encore régler les mouvements des parties non soumises à l'empire de la volonté, cependant, non-seulement le cerveau et la moelle épinière, mais encore les ganglions eux-mêmes, quand ils sont irrités, exercent la plus puissante influence sur le mode de ces mouvements, tant que les organes sont liés avec eux par des nerfs. Le cerveau et la moelle épinière doivent aussi être considérés comme la source de l'activité du nerf grand sympathique, celle sans laquelle cette activité s'épuiserait bientôt. »

P. 633, XI. « Les lois de la réflexion que j'ai établies à l'occasion des nerfs cérébraux rachidiens s'appliquent aussi au nerf sympathique, c'est-à-dire que des impressions sensitives vives dans les parties auxquelles se rendent des fibres du nerf grand sympathique peuvent, en se propageant à la moelle épinière, provoquer des mouvements dans les parties qui reçoivent leurs nerfs du système cérébro-rachidien. »

P. 634, XII. « Les impressions sensitives reçues par les parties dans lesquelles se distribue le nerf grand sympathique se réfléchissent aussi sur la moelle épinière et le cerveau; puis, de là, sur l'activité motrice du nerf sympathique lui-même, tout comme il arrive pour les nerfs cérébro-rachidiens, mais à un moindre degré. »

Ces citations variées qu'on pourrait peut-être nous reprocher d'avoir un peu trop multipliées, nous les avons cependant jugées indispensables, afin de bien établir le rôle immense que joue le pouvoir réflexe dans les mouvements involontaires et en quelque sorte automatiques de l'organisme.

Ainsi, pour quiconque aura sérieusement fixé son attention sur les vérités qu'elles expriment, il restera nettement démontré :

1° Que l'ensemble des mouvements appartenant à la vie organique, ceux, en particulier, qui se produisent sous la dépendance du grand sympathique, sont dus à cette force incito-motrice que ce nerf, sous la stimulation des incitants naturels des organes auxquels il se distribue, va puiser, avec ses deux ordres de racines sensitives et motrices, soit à ses principaux foyers de la moelle épinière et du cerveau, soit aux sources douteuses de ses propres ganglions ;

2° Que ceux qui sont plus spécialement placés sous la dépendance du pneumogastrique et de son congénère le spinal, véritable paire-mixte semblant établir une transition entre les nerfs des deux vies, s'exécutent aussi en partie, sous l'influence de cette force excito-motrice que leur fournit principalement le bulbe rachidien ;

3° Que ceux enfin qui se produisent dans les muscles de la vie de relation, alors que la volonté a cessé d'intervenir, reconnaissent encore pour principe le pouvoir réflexe, soit que l'incitation qui l'a mis en jeu ait en même temps atteint le *sensorium commune*, pour s'y transformer en sensation, soit, et nous insistons sur ce point, que l'impression ait été complétement imperçue par la conscience.

Or, du moment que nous avons prouvé ailleurs par la psychologie, que les mouvements, les plaintes et les cris produits pendant le sommeil éthéré, ne dépendaient nullement de la volonté; puisque cette volonté était suspendue comme la mémoire, comme le sentiment, comme la conscience, comme le *moi* en entier, force est de reconnaître qu'ils sont tout à fait involontaires, automatiques, et par conséquent le produit du pouvoir réflexe.

Mais, dira-t-on, comment les rapporter au pouvoir réflexe, s'il est vrai qu'un des effets de l'éthérisation soit précisément d'abolir ce pouvoir réflexe?

M. Longet n'a-t-il pas établi dans son Mémoire la conclusion suivante:

« § VI. On a reconnu à la strychnine, et même aux préparations opiacées, la singulière propriété d'exagérer l'action excito-motrice ou *réflexe* de la moelle épinière et de la moelle allongée; j'ai constaté que l'éther agit d'une manière précisément inverse, et qu'il suspend avec une grande rapidité *cette action spinale propre*, en vertu de laquelle un animal, quoique décapité et dépourvu de son encéphale, peut encore accomplir certains mouvements quand on applique un excitant quelconque à ses téguments cutanés ou muqueux.

Sans doute, si l'abolition de tout pouvoir réflexe pouvait être prouvée chez les individus soumis à une éthérisation suffisante, ce serait une véritable utopie que de vouloir invoquer une force qui n'existerait plus, pour expliquer les phénomènes dont il est question ; mais tant que l'éthérisation n'aura pas été poussée à ses dernières limites, c'est-à-dire jusqu'au point d'empêcher la production de ces mouvements organiques dont l'existence même est une des conditions indispensables de la vie, il sera faux de soutenir que le pouvoir réflexe est aboli; car c'est précisément ce pouvoir réflexe qui est le principe unique de ces mouvements.

Oui, le cerveau, la moelle épinière, le bulbe rachidien, pourront voir graduellement s'éteindre en eux cette action propre excito-motrice, à mesure qu'avancera l'éthérification; oui, il pourra arriver une période où les mouvements réflexes seront éteints dans les muscles de la vie de relation, et ce sera le cas de ceux que nous avons rangés dans notre première catégorie, qui n'ont manifesté ni mouvements ni cris; encore, alors, les mouvements de la vie organique persisteraient-ils; mais, avant que cette période ait été produite, l'éthérisation aura pu déjà suspendre et l'intelligence, et la sensibilité, et les mouvements volontaires, sans avoir encore aboli, pour cela, la manifestation du pouvoir réflexe dans les organes de la vie de relation; et c'est ce qu'a parfaitement observé M. Longet, lorsque, dans le paragraphe VII de son Mémoire, il a dit : « J'ai pu également démontrer, après avoir pratiqué la section transverse de la moelle, à une hauteur convenable, que constamment les fonctions des centres encéphaliques sont suspendues *avant l'action spinale propre*, et qu'abolies les premières, elles se rétablissent aussi en premier lieu. »

La preuve que le pouvoir réflexe n'est point aboli dans les muscles de la vie organique, c'est que le cœur n'a pas cessé de battre, c'est que le poumon n'a pas cessé de respirer, c'est que l'iris, c'est que les sphincters n'ont pas cessé de se contracter, c'est que les mouvements péristaltiques des intestins, c'est que les contractions utérines n'ont pas cessé de s'accomplir.

La preuve que le pouvoir réflexe n'est point aboli dans les muscles de la vie de relation, c'est que les muscles de l'abdomen eux-mêmes, instinctivement sollicités par l'utérus en parturition, continuent encore à lui prêter le concours synergique de leurs contractions; c'est que les muscles thoraciques que la volonté, dans l'état sain, peut influencer, obéissent encore aux instigations du besoin de respirer.

La preuve, enfin, que le pouvoir réflexe ne peut pas être encore aboli, c'est qu'il faut nécessairement l'intervention d'une force qui explique les phénomènes qui nous occupent; et puisque, nous le répétons, cette force ne peut trouver son origine dans l'exercice de la volonté suspendue avec toute l'intelligence, il faut bien la chercher dans l'exercice de cet autre pouvoir qui les enfante également, dans le pouvoir réflexe.

Et maintenant, ne devons-nous pas regretter la préoccupation fâcheuse qui sans doute a fait perdre de vue à M. Longet la persistance de ce pouvoir réflexe qu'il a si bien développé lui-même dans son bel ouvrage, et qu'il aurait dû, au moins, ne pas méconnaître dans les mouvements de la vie organique, où l'éthérisation ne l'empêche pas de se manifester d'une manière évidente.

N'est-ce pas aussi en perdant de vue la distinction importante que nous avons établie entre la sensibilité, et l'irritabilité ou excitabilité; en voulant considérer la protubérance annulaire comme un *centre perceptif des impressions sensitives*, au lieu de ne voir en elle qu'un instrument du sentiment et de la volonté; en méconnaissant cette force excito-motrice que la protubérance ainsi que la moelle épinière et le bulbe conservent encore, alors que l'éthérisation, sans leur enlever le pouvoir de la manifester, a déjà complétement suspendu les facultés intellectuelles et perceptives, que M. Longet a pu dire dans son Mémoire :

« § X. Et d'abord, j'oserai avancer que, dans l'éther, l'expérimentateur possède, qu'on me pardonne l'expression, une sorte de réactif psychologique, un nouveau moyen d'analyse, qui (sans mutilation préalable, sans opération sanglante), discrètement employé, lui permet d'isoler le siége de la sensibilité générale du siége de l'intelligence et de la volonté. »

Oui, l'éther est un réactif psychologique puissant, selon son heureuse expression; mais, loin de servir à isoler le siége de la sensibilité générale du siége de l'intelligence et de la volonté, il sert, au contraire, à isoler la sensibilité de l'irritabilité; l'esprit de la matière; la faculté de percevoir, de connaître, de sentir, de se rappeler, de vouloir, toutes choses unitaires et ne se comprenant que comme autant de modifications d'un seul et même être, de cette autre propriété purement physique que révèlent les organes en se montrant excitables, et qu'on pourrait, pour ainsi dire, appeler la sensibilité matérielle, si l'on voulait employer ce mot dans un sens figuré; réactif psychologique qui place l'individu dans des conditions semblables à celles d'un sommeil profond, et, jusqu'à un certain point, analogues à celles où, sans hémisphères cérébraux, par conséquent sans conscience aucune, sans sentiment et sans volonté, l'animal peut encore produire des mouvements automatiques et même des cris.

Et, désormais, quel fondement restera-t-il aux appréhensions louables, sans doute, mais quelque peu timorées, que M. Longet a exprimées dans le paragraphe IX de son Mémoire : « Qu'il me soit permis de signaler, en passant, une déduction pratique de l'abolition du *principe réflexe*; puisque les mouvements de déglutition pharyngienne et d'occlusion de la glotte sont entièrement sous la dépendance de l'action réflexe de la moelle allongée, et que l'éther enlève à cet organe sa faculté de *réfléchir* sur les nerfs moteurs du pharynx et de la glotte les irritations faites à leurs nerfs sensitifs, on ne peut qu'approuver les chirurgiens qui redoutent, chez les individus éthérisés, les opérations dans l'intérieur de la gorge, à cause de l'écoulement possible du sang dans les voies aériennes : ils semblent donc avoir pressenti le trouble physiologique dont nos expériences démontrent la réalité. »

La persistance du pouvoir réflexe, manifestement démontrée par la continuation des battements du cœur, par celle des contractions utérines et abdominales, par celle de la respiration, alors que l'éthérisation a été suffisante pour amener la suspension des facultés intellectuelles, et, par suite, cette insensibilité recherchée par le chirurgien, n'est-il pas de toute évidence que ce principe réflexe, conservé pour tous ces mouvements, persiste aussi pour les mouvements de déglutition pharyngienne et d'occlusion de la glotte, puisque la huitième paire puise aussi sa force dans le bulbe et la moelle épinière, et que, par conséquent, les opérations pratiquées dans l'intérieur de la gorge ne présentent pas plus de dangers dans l'éthérification que dans les circonstances ordinaires?

Pour terminer tout ce qui concerne l'examen des effets de l'éthérisation, il ne nous reste plus qu'à émettre une dernière considération sur l'ordre suivant lequel l'éthérisation enlève à l'homme ses facultés morales et physiques; ordre qui, par sa marche diamétralement inverse, contraste si singulièrement avec celui dans lequel il les avait reçues de la nature.

Si nous jetons, en effet, un coup d'œil biologique sur l'histoire de l'être humain, sur les phases successives par lesquelles il passe, depuis les premiers instants de sa formation jusqu'à son entier développement, nous y remarquons surtout trois périodes essentiellement distinctes:

1° Dans le sein de sa mère, le fœtus ne vit encore que de la seule vie végétative, sous l'influence à peu près exclusive du grand sympathique;

2° Dès que l'enfant a vu le jour, cette vie végétative s'agrandit. Il respire, il se nourrit ; ses organes des sens se développent ; ceux de la locomotion commencent à se mouvoir. Il vit déjà de cette vie nouvelle, instinctive, animale, vie de mouvement, vie de relation ;

3° Enfin, parvenu à son apogée en même temps qu'il jouit des deux premières, l'homme acquiert cette troisième vie si riche, si belle, si sublime, caractérisée surtout par les merveilles de l'intelligence, et qui le place au sommet de l'échelle des êtres.

Or, c'est dans un ordre opposé, que, sous l'influence de l'éthérisation, l'homme perd successivement ses différentes facultés ; ainsi, par la stupéfaction des hémisphères cérébraux, il voit d'abord s'évanouir son intelligence, sa perceptivité, sa sensibilité, et, presque en même temps, avec elles, la faculté de coordonner ses mouvements par la stupéfaction du cervelet ; bientôt, avec la perte complète du sentiment, il perd la faculté de se mouvoir volontairement. Mais la protubérance annulaire et la moelle épinière imparfaitement éthérisées, il conserve encore le pouvoir de réagir automatiquement par des mouvements réflexes, involontaires, dans les muscles de la vie de relation. Puis, cette faculté s'éteint; et les seules forces qui lui restent, il ne les puise plus que dans le bulbe et le grand sympathique, qui sont véritablement les refuges extrêmes où subsistent, avec le dernier principe du mouvement, les derniers vestiges de la vie.

Au résumé, les inhalations des vapeurs d'éther, considérées au point de vue de la chirurgie, sont douées :

1° De la propriété de suspendre la sensibilité, d'empêcher la douleur de se produire;

2° De la propriété de déterminer le relâchement dans les muscles de la locomotion;

3° De la propriété de diminuer, soit comme anesthésiques, soit comme antispasmodiques, la réaction qui accompagne ordinairement les opérations.

Bien plus, l'éthérisation jouit encore d'un avantage moral inappréciable, en ce sens qu'elle contribue puissamment à atténuer, sinon à détruire complétement dans l'esprit des malades qui vont être soumis aux opérations, ces appréhensions si fâcheuses et si terribles que font naître en eux la crainte de la douleur; et si l'on considère, d'un autre côté, les terribles secousses que déterminent dans l'organisme certaines opérations extrêmement douloureuses, qui, de l'avis des premiers chirurgiens, peuvent même aller jusqu'à faire mourir les malades de douleur, on comprendra combien, dans ces circonstances, l'éther devient, non pas seulement un moyen très-utile, mais encore un agent indispensable.

A tous ces titres, l'éthérisation devait trouver ses applications :

1° Dans les opérations chirurgicales proprement dites ;

2° Dans les réductions des luxations et des fractures ;

3° Dans les manœuvres obstétricales.

Le nombre des cas où elle a été employée avec succès par la chirurgie est déjà si considérable, que son efficacité, son innocuité, ses immenses avantages sont désormais hors de doute, et à l'abri de toute opposition systématique.

En est-il de même de son application aux accouchements? On se croirait en droit de l'attendre, de l'espérer même, d'après les résultats heureux mentionnés par M. Paul Dubois, dans les communications si pleines d'intérêt qu'il a faites à l'Académie de médecine, dans la séance du 3 février.

Les principales conclusions qu'il a tirées de ses observations sont : que les inspirations éthérées

1° Empêchent la douleur de se produire;

2° Ne nuisent ni à la mère ni à l'enfant;

3° N'arrêtent point les contractions utérines et abdominales ;

4° Facilitent l'accouchement en diminuant, par le relâchement, les résistances naturelles qu'opposent les muscles du plancher périnéal.

D'un autre côté, en Angleterre, M. le docteur J. Y. Simpson, professeur d'accouchement à l'université d'Édimbourg, a publié la relation de plusieurs cas d'accouchements, dans lesquels il n'a eu qu'à se louer des heureux effets des inspirations éthérées.

D'où vient donc que leur emploi n'est point encore généralisé dans la pratique des accouchements, et que M. Dubois, contrairement aux résultats favorables qu'il a obtenus, a, dans des scrupules peut-être exagérés, manifesté la présomption préventive que l'éther ne serait que rarement employé dans les opérations obstétricales? C'est, nous le soupçonnons, que, dans sa sagesse et dans sa prudence habituelles, M. P. Dubois a compris que ce moyen efficace et précieux, quand il est manié par des mains habiles, pourrait peut-être devenir, s'il était hautement préconisé par un des premiers maîtres de l'art, la source d'accidents regrettables entre des mains moins sûres, moins expérimentées, moins circonspectes, mais peut-être aussi plus hardies et plus téméraires.

Qui ne sait, en effet, que les moyens les plus bienfaisants, innocents, dans le plus grand nombre des cas, peuvent, lorsqu'ils sont imprudemment, intempestivement employés, amener les plus fâcheux résultats. Dans les milliers de cas où l'éthérisation a déjà été appliquée aux opérations, les annales chirurgicales n'ont encore eu à enregistrer aucun malheur, aucun accident réellement sérieux, qui pût être attribué à l'éther. Cela veut-il dire qu'il en sera toujours ainsi? Qui oserait le prétendre? Mais l'avenir dût-il même nous apprendre quelque exemple d'accidents occasionnés par lui, son utilité n'en restera pas moins universellement démontrée; et l'éther sera toujours une arme puissante et utile entre les mains des chirurgiens prudents.

Il n'en est pas tout à fait de même des applications qu'on a voulu faire de l'éthérisation, non plus comme moyen anesthésique, mais comme moyen thérapeutique, à des cas qui rentraient plus spécialement dans le domaine de la médecine. MM. J. Moreau, Piorry, etc., qui l'ont employée chez des malades épileptiques, hypéresthésiques, hystériques etc., ont avoué n'en avoir retiré aucun effet bien avantageux.

M. Roux a rapporté à l'Académie des sciences, dans la séance du 8 mars, le fait suivant : « Je dois, dit-il, profiter de l'occasion qui m'est offerte, pour exposer en deux mots à l'Académie, un fait tout récent et encore inconnu que j'ai observé il y a peu de jours à l'Hôtel-Dieu. Au milieu des faits nombreux de succès que nous avons obtenus, quelques accidents peu graves sont quelquefois survenus; mais en voici un plus sérieux que tous ceux qui avaient été signalés jusqu'ici. Il y a huit jours, un homme portant une plaie du scrotum, fut pris de tétanos, et apporté dans mon service; au moment où je le vis, le malade était arrivé à cette période extrême qui ne laisse plus presque aucun espoir; nous pensions bien qu'au bout de trente-six à quarante-huit heures la mort surviendrait; nous voulûmes essayer de diminuer, au moyen de l'éther, les spasmes musculaires convulsifs; au bout de quelques minutes, il était complétement éthérisé; peu de temps après l'inhalation, il revint à lui; mais la respiration, qui avait été assez libre jusqu'alors, s'embarrassa à partir de ce moment, et une demi-heure ne s'était pas encore écoulée, que la mort survint. Je ne veux pas dire qu'il ne serait pas mort si on ne l'avait pas soumis à l'emploi de l'éther, mais je dois dire qu'incontestablement cet homme est mort beaucoup plus vite que si on ne l'avait pas soumis aux inspirations éthérées. »

Ce fait, dû à la communication de M. Roux, dont la loyale franchise, quand il s'agit de publier ses revers comme ses succès, est tellement connue qu'elle est au-dessus de tout éloge; ce fait, disons-nous, n'a rien d'étonnant pour quiconque aura bien saisi les théories que nous avons exposées, soit sur le rôle immense que joue dans l'économie le pouvoir réflexe, soit sur l'action que l'éthérisation prolongée finit invariablement par exercer sur lui. Il existe, en effet, une différence bien tranchée entre la nature de cette résistance passive qu'exercent les muscles, dans les réductions de luxations, et la nature des contractions spasmodiques qui surviennent à la suite du tétanos. Dans le premier cas, on ne saurait voir dans cette résistance musculaire l'action du pouvoir réflexe; tandis que dans le second, les médecins étant tous d'accord pour considérer les accidents tétaniques comme conséquence d'une affection de la moelle épinière, ces contractions involontaires ne peuvent évidemment être rapportées qu'à une surexcitation anormale du pouvoir réflexe. Si donc, dans le but de les détruire, vous venez à éthériser la moelle jusqu'au point de suspendre en elle cette action spinale propre, vous arrivez infailliblement, ainsi que de nombreuses expériences sur les animaux l'ont déjà démontré, et chez un tétanique, qui est précisément atteint d'une surexcitation maladive de ce pouvoir réflexe, plus facilement que chez tout autre, à déterminer des accidents d'asphyxie, puisque c'est principalement sous l'influence de ce pouvoir réflexe, puisé dans la moelle, et surtout dans le bulbe, que l'acte de la respiration s'accomplit.

Il n'est donc pas permis d'arguer de ce fait contre les applications avantageuses et rationnelles de l'inhalation éthérée; assez d'exemples les ont sanctionnées; leurs succès sont assez nombreux et assez authentiques. Ils se renouvellent tous les jours; tous les jours l'humanité en recueille les bienfaits; et l'on aime à voir combien est grande et expansive la reconnaissance des malades auxquels les chirurgiens ont évité par l'éthérisation les angoisses de la douleur. Il est tellement dans la nature humaine de la redouter, que c'est instamment et à grands cris, que les malades, sur le point d'être opérés, réclament l'assistance de ce précieux agent anesthésique. Et, nous le disons hautement, il y aurait aujourd'hui cruauté, de la part d'un chirurgien, à laisser impunément souffrir les malades, quand il possède, entre ses mains, un moyen si sûr de les en empêcher.

Le nom de M. Jackson est dans toutes les bouches et dans tous les cœurs; et, le plus bel éloge que nous puissions lui adresser, c'est de proclamer qu'il a dignement mérité le titre de BIENFAITEUR DE L'HUMANITÉ !!!

12 mars 1847.

FIN.

www.ingramcontent.com/pod-product-compliance
Ingram Content Group UK Ltd.
Pitfield, Milton Keynes, MK11 3LW, UK
UKHW020236220726
13923UKWH00002B/691